D1641719

UN

WERNER SCHUNK

SELBST IST DER ARZT – TEIL 2

Blut ist ein ganz besonderer Saft

Ratgeber · Gesundheit

Verlag Neue Literatur

2012

Bibliografische Information der Deutschen Nationalbibliothek
Die Deutsche Nationalbibliothek verzeichnet diese Publi-
kation in der Deutschen Nationalbibliografie; detaillierte
bibliografische Daten sind im Internet über http://dnb.d-
nb.de abrufbar.

© by Verlag Neue Literatur
www.verlag-neue-literatur.com

Gesamtherstellung: Satzart Plauen
Printed in Germany

ISBN 978-3-940085-51-1

Vorwort

Der Erfolg von »Selbst ist der Arzt« spricht dafür, dass viele Menschen erfreulicherweise auf ihre Körpersignale gehört haben und sie nun mithilfe meines kleinen Buches besser deuten können.

Der für mich unerwartet großen Resonanz folgten postwendend Anfragen nach Laborwerten und deren Auslegungen. Was sagt der Urinstatus oder das Blutbild aus? Welche Untersuchung ist sinnvoll?

Fragen, die darin gründen, dass die Labormedizin in den letzten Jahren riesige Fortschritte gemacht hat, die für den Laien jedoch kaum mehr nachvollziehbar sind.

Das war für mich Anlass genug, »Selbst ist der Arzt« um einen zweiten Teil zu erweitern, der zu einem besseren Verständnis der Laborbefunde beitragen möge. Der Laie soll nun keinesfalls dazu angehalten werden, aus den Daten eigenmächtig eine Diagnose zu stellen. Das ist und bleibt Sache des behandelnden Arztes. Nur der kann die diagnostische Wertigkeit von Laborergebnissen in das Krankheitsbild einordnen, deuten und daraus eine angemessene Behandlungsform ableiten.

Dieser Band darf aber im Vorfeld zu Rate gezogen werden, um Verständnis für die Funktionsweise des eigenen Körpers zu erlangen, Risikofaktoren abschätzen und einen Krankheitsverlauf besser kontrollieren zu können. Als Ratgeber soll er informieren, den ein oder anderen Patienten beruhigen und zur Prävention beitragen.

Gewürzt mit einem gehörigen Schuss Humor, möge Ihnen, liebe Leser und Leserinnen, das Geheimnis der Körpersäfte und ihrer Analyse zu einer spannenden Lektüre werden. Die dazugehörige Gesundheit wünsche ich Ihnen von ganzem Herzen.

MR Prof. Dr. med. habil. Werner Schunk
Gotha, im Februar 2012

INHALT

BLUT – EIN GANZ BESONDERER SAFT

Blut ist ein ganz besondrer Saft,
gibt Menschen Energie und Kraft.
Millionenfach beladen,
bringt es den eingehauchten Atem
durch den Kreislauf in die Zelle,
Sauerstoff – die Lebensquelle.

Zu einer Bindung andrer Art,
steht stets bereit Bicarbonat.
Mit CO_2 löst's sich bequem
in dem Flüssigkeitssystem.
Denn Blut kann gut darauf verzichten
und lässt es durch die Lungen flüchten.

Manchmal ist es in der Lage,
wechselt plötzlich seine Farbe.
Bei Verminderung der Zellen
beginnt die Haut sich aufzuhellen.

Sobald das Blut nur träge fließt,
nicht kraftvoll durch die Adern schießt,
dauert's noch ein kleines Weilchen,
und der Mensch wird blau wie 's Veilchen.

Labor und Arzt sind die Optionen,
am besten helfen Infusionen.
Der pausenlose Fluss des Blutes
ist selbstverständlich etwas Gutes.

Wenn Wissenszuwachs so floriert,
dann hat das Blut gut stimuliert.
Der Mensch, der sich weitres fragt,
schaut bitte, was dies Büchlein sagt.

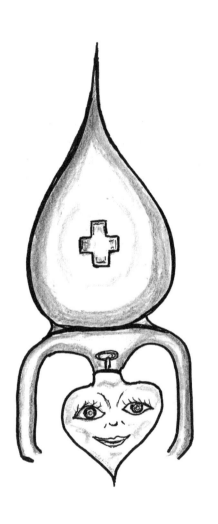

1. Blut – der ganz besondere Lebenssaft

1.1 Blut erhält gesunde Lebensgeister

BLUT

(lat. *sanguis*, engl. *blood*)

Blut ist ein ganz besonderer Saft, der den gesamten Körper durchströmt und über das Blutgefäßsystem jedes Organ und Gewebe versorgt. Dabei hat die zirkulierende Körperflüssigkeit vielfältige Aufgaben zu erfüllen. Sie gewährleistet die Versorgung des Gewebes mit Sauerstoff und Nährstoffen, den Abtransport von Kohlendioxid und Stoffwechselendprodukten, die Wärmeregulation sowie die Verteilung von Hormonen, Enzymen, Immunkörpern etc.

Die durchschnittliche Blutmenge eines Erwachsenen beträgt etwa ein Zwölftel seines Körpergewichts. Das entspricht bei einem 70 Kilogramm schweren Menschen circa 5 bis 6 Litern Blut. Die Temperatur misst 37 Grad, der pH-Wert 7,4. Diese Werte verhalten sich in engen Grenzen relativ konstant. So wird beispielsweise bei Temperatur- oder pH-Wert-Veränderungen ein Regelsystem ausgelöst.

Blut setzt sich zusammen aus: dem Blutplasma als flüssige Phase (55 Prozent des Gesamtblutes), bestehend aus Eiweißkörpern wie Albumin (60 bis 80 Prozent), Globulin (20 bis 40 Prozent) und Fibrin (circa 4 Prozent); den Blutkörperchen als zelluläre Bestandteile (45 Prozent) sowie Wasser, einer Vielzahl von Elektrolyten (Säuren, Basen, Salze) wie Kalzium, Natrium, Kalium, Chlorid, Magnesium, Eisen, Brom. Dazukommen Kohlen-, Phosphor- und Schwefelsäure sowie Nährstoffe, wie beispielsweise Eiweiße, Kohlenhydrate, Fette, und nicht zu vergessen Stickstoff. Weitere Komponenten bilden Immunstoffe, Hormone und Enzyme.

Das Blut durch alle Teile strömt,
unser Körper wird verwöhnt.

BLUTENTNAHME

Bei der klinischen Untersuchung stellt der Arzt anfangs eine Verdachtsdiagnose.

Um dem späteren Befund näher zu kommen, nimmt er Basisuntersuchungen vor, bei denen Körpersäfte, die relativ leicht zu gewinnen sind – wie Urin und Blut –, überprüft werden. Mithilfe zusätzlicher Tests stellt der Mediziner differential-diagnostische Überlegungen an, um auf dieser Grundlage eine gezielte Behandlung vornehmen zu können.

Ein alter hippokratischer Grundsatz lautet: Vor die Therapie haben die Götter die Diagnose gesetzt. Er gilt auch heute.

Für eine Blutuntersuchung im Labor wird mit einer Kanüle, zumeist in der Armbeuge, bisweilen wie bei Kleinkinder auch auf dem Handrücken oder an ähnlicher Stelle, eine oberflächliche, kurz angestaute Vene punktiert. Die Vene soll dabei gut gefüllt und tastbar sein. Diese handwerklich anspruchsvolle Tätigkeit bedarf eines sorgfältigen Lernprozesses. Jungmediziner erproben sie oftmals aneinander, bevor sie sich hoffentlich geduldigen Patienten nähern dürfen.

Kapillarblut aus der Fingerkuppe, dem Ohrläppchen oder bei Kleinkindern aus der Ferse wird nur selten benötigt. Es dient vor allem zur Blutzucker- oder Hämoglobinbestimmung. Mit einer Blutlanzette wird ein kleines Blutgefäß (Kapillare) angestochen bzw. die Haut verletzt und das Blut mit einem Glasröhrchen (ebenfalls Kapillare) abgesaugt.

Für spezielle Untersuchungen, wie die genaue Bestimmungen des Sauerstoffgehalts, ist mitunter auch arterielles Blut notwendig. Dieses wird aus der »Schlagader« am Handgelenk, der Armbeuge oder der Leiste entnommen. Die hierzu verwendeten sterilen Einmalkanülen verursachen, geschickt benutzt, lediglich einen kleinen, kurzen

Piks, ähnlich einem Nadelstich, und kaum Schmerzen. Patienten empfinden dies jedoch unterschiedlich.

Nach dem Stich zum Lebenssaft
sind oft Patient und Arzt geschafft.

BLUTAUSSTRICH
(engl. *blood smear*)

Diese Methode dient dazu, Blut für mikroskopische Untersuchungen vorzubereiten und ermöglicht, es nach seiner Färbung zu bestimmen. Dazu wird ein Tropfen Blut auf einen Objektträger (Glasplatte) gegeben und mit einem geschliffenen Deckglas gleichmäßig dünn verteilt bzw. ausgestrichen.

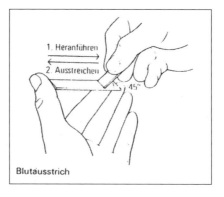

1. Heranführen
2. Ausstreichen
45°

Blutausstrich

Wenn das Blut sich länger streckt,
zeigt es erst, was in ihm steckt.

BLUTPLASMA

Werden dem Vollblut die zellulären Bestandteile entnommen, gewinnt man das sogenannte Blutplasma. Es enthält die Gerinnungssubstanzen und alle anderen wichtigen Stoffe, die im Blut transportiert werden.

Um Blutplasma zu gewinnen, wird das Vollblut in ein Röhrchen mit gerinnungshemmenden Zusätzen wie EDTA (Ethylen-Diamin-Tetra-Acetat), Zitrat, Heparin oder Natriumfluorid gegeben und mit diesen vermischt. Nach dem anschließenden Zentrifugieren bleiben die festen Bestandteile am Boden des Röhrchens haften, die überstehende Flüssigkeit ist das Blutplasma. Darin lassen sich die Gerinnungsfaktoren, meist Eiweißstoffe, nachweisen.

Das Blutplasma besteht zu 90 Prozent aus Wasser, zu 3 Prozent aus Mineralien, Zucker, Säuren und Harnstoff sowie zu 7 Prozent aus Eiweißen. Diese Plasmaproteine sind Energiereserven, die den Flüssigkeitsaustausch zwischen Blut und Gewebe regeln und den pH-Wert des Blutes konstant halten. Vor allem aber sind sie Transportmittel für Nährstoffe, Hormone, Vitamine, Mineralien, Arzneimittel und Abfallprodukte. Sie regeln zudem die Abwehrfunktion des Körpers und sind Indikator vieler Krankheiten und Organschädigungen. Auf ihre Werte stützt der Arzt seine Diagnose.

Im Blut zeigt uns das Plasma an,
was der Körper leisten kann.

BLUTSERUM

Unter Blutserum versteht man *den* flüssigen Teil des Vollblutes, den man erhält, sobald man dieses von Blutzellen und Gerinnungsfaktoren trennt.

Meist entnimmt man dazu Blut aus der Armvene in der Ellenbeuge, nachdem diese zuvor kurz gestaut wurde. Anschließend wird das Blut in eine Spritze oder ein Röhrchen mit gerinnungsfördernden Mitteln geleitet und geschüttelt. Danach erfolgt das Zentrifugieren des Gemisches, wobei die zellulären Bestandteile, also Blutkörperchen und -plättchen, sowie die Gerinnungsfaktoren isoliert werden. Zurück bleibt eine helle, klare, gelbliche Flüssigkeit – das Blutserum, kurz Serum genannt.

Darin können nun die meisten Blutwerte, darunter die für Leber und Nieren, Bluteiweiße, Mineralien, Blutfette und Blutzucker bestimmt werden. Bei Infektionskrankheiten gibt seine Untersuchung vor allem Auskunft über das Immunsystem eines Patienten und die Anzahl der Antikörper im Blut. Gewiss lassen sich aber auch die Konzentrationen von Medikamenten, Drogen, Alkohol und Giften bei Intoxikationen (Vergiftungen) im Serum nachweisen.

Blutserum warnt ungelogen
vor zu viel Alkohol und Drogen.

BLUTKÖRPERCHEN
(Blutzellen)

Die festen Bestandteile des ansonsten flüssigen »Lebenselixieres« nennen sich Blutzellen. Sie machen etwa die Hälfte der im menschlichen Körper zirkulierenden Blutmenge aus.

Zu ihnen zählen die roten Blutkörperchen (Erythrozyten), die weißen Blutkörperchen (Leukozyten) und die Blutplättchen (Thrombozyten).

Der flüssige Blutbestandteil – das Plasma – dient nicht nur für die Vielzahl zu transportierender Substanzen als Lösungsmittel, sondern auch für die Blutzellen.

Das Blut übernimmt den gesamten Informations- und Stoffaustausch zwischen den Organen und Körperteilen. Die Funktion der einzelnen Blutzellen ist jedoch unterschiedlich:

So transportieren die roten Blutkörperchen den Sauerstoff von der Lunge in die diversen Körpergewebe, während die weißen Teil des Immunsystems sind sowie der Abwehr von Krankheitserregern dienen, und die Blutplättchen helfen, Wunden zu verschließen und im Zusammenspiel mit anderen Stoffen die Blutgerinnung zu regeln.

Eine Vermehrung oder Verminderung der Anzahl des jeweiligen Blutzellentyps im Organismus weist auf Störungen hin, so zum Beispiel auf eine Anämie (Blutarmut, Verminderung der Erythrozyten), Leukozytose (Vermehrung der weißen Blutzellen wie bei Entzündungen) oder eine Thrombozytopenie (Gerinnungsstörung/Blutung infolge der Verminderung von Thrombozyten).

Blutzellen informieren mit dem Ziel:
Organbeschaffenheit und Zusammenspiel.

BLUT-HIRN-SCHRANKE

In unserem Gehirn zirkulieren Blut und Gehirnwasser (*Liquor*) unabhängig voneinander, getrennt durch die sogenannte Blut-Hirn-Schranke, die das Gehirn vor im Blut befindlichen Krankheitserregern, Toxinen und Botenstoffen schützt. Es handelt sich um eine durchlässige Barriere, die der Kontrolle des Sauerstoffaustausches zwischen Blut und zentralem Nervensystem dient.

Liquor entstammt dem Lateinischen und bedeutet Flüssigkeit. Gleichzeitig ist es die Kurzbezeichnung für *Liquor cerebrospinalis* – die Gehirn-Rückenmarkflüssigkeit des Menschen, die sein Gehirn und Rückenmark zum Schutz vor Druck, Stößen und Verformungen polstert und die Hohlräume im Gehirn (Ventrikel) ausfüllt. Gebildet wird sie von den Plexus chorioidei, sogenannten Adergeflechten im Hohlraumsystem des Gehirnes.

Liquor ist wasserklar und farblos. Wird er für die Diagnostik benötigt, gewinnt man ihn meist mithilfe eines Einstiches in den Rückenmarkkanal, durch die sogenannte Lumbal- oder Subokzipitalpunktion (Lenden- oder Hinterhautpunktion). Schon der Druck, der bei der Punktion gemessen wird, weist auf mögliche Störungen hin.

Bei der Liquordiagnostik geben Farbe, Beschaffenheit, Zellanzahl und -vorkommen (Lymphozyten, Monozyten), Elektrolyte, Zucker, Antikörper, Proteine, pH-Wert und Dichte Auskunft über Erkrankungen von Gehirn und Rückenmark, zum Beispiel einer Hirnhautentzündung.

Blut darf nicht in den Liquor übertreten. Dies abzuwenden, ist Aufgabe der Blut-Hirn-Schranke. Sie verhindert zum Schutz des Gehirns auch, dass andere Substanzen jene Barriere passieren.

Liquor polstert das Gehirn,
vom Hinterhaupt bis vor zur Stirn.

HORMONE

Hormone sind spezifische Eiweißstoffe – auch Wirkstoffe genannt –, die in den Hormondrüsen des Körpers gebildet werden.

Manche verteilen sich über die Blutbahn im Organismus und gelangen so an ihren Bestimmungsort. Andere wiederum entfalten ihre Wirkung bereits in der Drüse, in der sie gebildet werden.

Als Botenstoffe steuern sie schon in geringen Mengen lebenswichtige Funktionen wie die Atmung oder den Stoffwechsel und regeln darüber hinaus das Wachstum, die Entwicklung zu Mann oder Frau und die Fortpflanzung.

Das Hormonsystem des menschlichen Körpers setzt sich unter anderem aus dem Hypothalamus, der Hirnanhangdrüse (Hypophyse), der Schilddrüse, den Nebennieren, der Bauchspeicheldrüse (Pankreas) und den Eierstöcken bzw. Hoden zusammen. Ebenjene Bildungs- oder Wirkungsorte bzw. chemische Strukturen sind Namensgeber der dazugehörigen Hormone.

Die einzelnen Hormondrüsen beeinflussen sich gegenseitig und sorgen so für die Funktionstüchtigkeit des Organismus. Sind ihre Hormone an ihrem Bestimmungsort angelangt, reagieren diese auf sogenannte Rezeptoren, die sich auf der Zelloberfläche oder im Inneren der Zellen der jeweiligen Organe befinden, oder werden von diesen angeregt. Hormone werden in der Leber abgebaut.

Einen Mangel oder Überschuss an Hormonen versucht der Körper zunächst selbst auszugleichen. Gelingt dies nicht, können Regulations- und Stoffwechselstörungen auftreten, wie beispielsweise eine Schilddrüsenunter- oder -überfunktion, die Basedowsche Krankheit, das Restless-Legs-Syndrom (Syndrom der unruhigen Beine) oder bei Dopaminmangel erste Anzeichen der Parkinsonschen Krankheit.

Es gibt Mediziner, sogenannte Endokrinologen, die sich den Wirkungsweisen der Hormone und ebenjenen Störungen widmen.

Der Körper auf Hormone hört,
schlecht, wenn 's Gleichgewicht gestört.

ENZYME

Enzyme sind Eiweißkörper, die an jeder Stoffwechselreaktion im menschlichen Körper beteiligt sind. Als Biokatalysatoren beeinflussen sie biochemische Prozesse in ihrem Ablauf, ohne sich dabei zu verändern.

In unserem Körper gibt es Unmengen an Enzymen, die entweder frei in den Körpersäften vorkommen oder an feste Strukturen gebunden sind. Jedoch ist jedes einzelne Enzym an nur einer bestimmten biochemischen Reaktion beteiligt und erfüllt dabei seine ihm zugedachte Aufgabe.

So werden beispielsweise Verdauungsenzyme nur im Magensaft oder im Zwölffingerdarm als Enzyme der Bauchspeicheldrüse wirksam. Sie spalten Nahrungsmittel in ihre Grundbausteine auf, sodass sie vom Darm aufgenommen werden können und versorgen den Stoffwechsel mit den notwendigen Baustoffen.

Manche Enzyme benötigen zur Wirksamkeit noch eine weitere Substanz, das sogenannte Coenzym, das zumeist in Kombination mit Vitaminen gebildet wird.

Es gibt eine Reihe von angeborenen und erworbenen Enzymmangelerscheinungen, die zu Stoffwechselstörungen führen. Enzyme können auch als Arzneimittel von außen zugeführt werden.

Enzyme haben ein starres Gesicht –
sie handeln, aber verändern sich nicht.

EIWEISSE

(Proteine)

Eiweiße sind die wichtigsten Bestandteile lebender Organismen. Sie setzen sich aus den verschiedensten Aminosäuren zusammen und übernehmen als Bausteine in Hormonen, Enzymen, Antikörpern oder Gerinnungsfaktoren eine Vielzahl von lebensnotwendigen Aufgaben. Gleichzeitig bestimmen sie in Form von Transportproteinen (beispielsweise als Hämoglobin, Myoglobin, Plasmaproteine) oder Blutgruppenantigenen in erheblichen Maße die Strukturen und Funktionsweisen des menschlichen Körpers.

Nicht alle der zwanzig existierenden Aminosäuren kann der menschliche Organismus selbst herstellen. Acht von ihnen sind essentiell (darunter Isoleucin, Leucin und Lysin), das heißt, sie müssen über die Nahrung aufgenommen werden. Solche Eiweiße aus pflanzlichen und tierischen Nährstoffen werden im sauren Milieu des Verdauungstraktes in ihre einzelnen Aminosäuren zerlegt, damit sie dem Körper nicht mehr fremd erscheinen. Dadurch können sie über die Darmwand ins Blut übergehen, um in die Leber zu gelangen und dort zu körpereigenen Proteinen aufgebaut zu werden.

Das Gesamteiweiß im Blutserum beträgt 66 bis 83 g/l. Darauf entfallen die Albumine mit 60 Prozent und die Globuline mit 40 Prozent, die sich wiederum in mehrere Untergruppen aufteilen lassen. Mithilfe der Elektrophorese werden sie im elektrischen Feld je nach ihrer Ladung in verschiedene Fraktionen (als alpha1-, alpha2-, beta- und gamma-Globuline) mit unterschiedlichen Aufgaben gespalten. So helfen sie beispielsweise Nieren- und Leberkrankheiten, Tumorerkrankungen oder Entzündungen genauer zu diagnostizieren.

Durch Hitze (über 60 Grad), starke Laugen und Säuren denaturieren Eiweiße und werden wirkungslos. Diese

Erkenntnis wird beispielsweise bei der Desinfektion genutzt.

Eiweiße sind der Schlüssel des Lebens,
bei manchen Strukturen sucht man sie jedoch vergebens.

BLUTGERINNUNG
(Hämostase, Koagulation)

Die Blutgerinnung, auch Hämostase genannt, ist ein komplexer, in vielen Phasen ablaufender Vorgang, an dem mindestens 14 Blutgerinnungsfaktoren beteiligt sind.

Die Koagulation schützt den Körper vorm Verbluten, unabhängig von Größe und Art der verletzten Blutgefäße. Die Wunde wird folgendermaßen verschlossen: Zuerst verengt sich das Gefäß, in wenigen Sekunden begeben sich die Blutplättchen (Thrombozyten) an die Leckstelle, um sie zu verkleben. Dabei scheiden sie Substanzen aus, die eine ganze Gerinnungskaskade in Gang setzen. Das im Blut vorhandene Prothrombin wird in Thrombin umgewandelt. Dieses wiederum aktiviert das flüssige Fibrinogen und wandelt es in fasriges Fibrin um, das zusammen mit den Blutkörperchen, die in diesem Fibrinnetz hängen bleiben, ein Gerinnsel (Thrombus oder Blutpfropf) bildet. Sobald das schrumpft, wird es vom Bindegewebe durchwachsen und bildet vor allem bei größeren Verletzungen eine Narbe.

Besteht eine gesteigerte Gerinnungstendenz und dazu eine innere Verletzung – auch eine der inneren Gefäßschicht, des Gefäßendothels –, so kann sich mitunter im Gefäßinneren selbst eine solche Gerinnung vollziehen, uns allen bekannt als Thrombose. Erst in einer entsprechenden Gegenreaktion, die man Fibrinolyse nennt, kann der Thrombus wieder aufgelöst werden. Dazu wird der entstandene Pfropf mithilfe des im Blut enthaltenen Antithrombins III und des Plasmins, das künstlich durch Streptokinase aktiviert wird, selbstständig gelöst. Auf diese Weise kann auch ein frisches Gerinnsel, ob ein festsitzender Thrombus oder eine Embolie, beseitigt werden.

Menschen mit erhöhtem Risiko zur Blutgerinnung verabreicht man vorbeugend Blutverdünner (Antikoagulantien), um beispielsweise bei Herz-Kreislauf-Erkrankungen, Bettlägerigkeit oder nach Operationen die Gefahr einer Thrombose und Embolie einzudämmen. Der Körper ist fortwährend bemüht, die Balance zwischen Blutstillung und Blutfluss zu halten.

Gerinnungsfaktoren bieten die Chance,
für den gesunden Körper gute Balance.

BLUTGERINNUNGSTESTS

Um den Vorgang der Blutgerinnung zu überwachen, verwenden Ärzte, bisweilen Patienten selbst, sogenannte Gerinnungstests. Dank dieser können sie die Funktion der Thrombozyten und die Gerinnungsfaktoren kontrollieren.

Im Einzelnen stehen ihnen folgende Tests zur Verfügung: Die *Blutungszeit* (BZ): Nach einem Stich ins Ohrläppchen oder in die Fingerkuppe wird die Zeit gemessen, in der die Blutung zum Stillstand kommt. Sie beträgt in der Regel zwischen 120 und 300 Sekunden.

Die *Blutgerinnungszeit*: Diese misst die Zeit von der Blutentnahme bis zur Blutgerinnung durch Ausbildung des Fibrinfadens in einem Glasröhrchen bei 37 Grad. Sie beträgt 180 bis 660 Sekunden.

Mithilfe der *Thromboplastinzeit* (TPZ), auch Prothrombinzeit genannt, lassen sich Störungen der Gerinnungsfaktoren und ein Vitamin-K-Mangel aufdecken. Dazu misst man den sogenannten Quick-Wert des Blutes, um auszuschließen, dass er durch verabreichte Medikamente verändert wurde. Der normale Quick-Wert liegt bei 70 bis 130 Prozent.

Im Gegensatz dazu steht die *partielle Thromboplastinzeit* (PTT), die 25 bis 38 Sekunden beträgt.

Heutzutage wird die Blutgerinnungszeit mit der genormten INR (International Normalized Ratio) angegeben, wobei die Bezeichnung Quick-Wert im klinischen Alltag immer noch gebräuchlich ist. Eine Standardisierung war jedoch notwendig, um Quick-Werte verschiedener Labors besser miteinander vergleichen zu können. Bei einem Norm-Quick-Wert von 70 bis 130 Prozent liegt der INR bei 0,85 bis 1,15.

Werden Medikamente zur Hemmung der Blutgerinnung verabreicht (auch bezeichnet als Antikoagulantien, Gerinnungshemmer oder umgangssprachlich Blutverdünner), um beispielsweise bei Patienten mit Herzrhythmusstörungen das Risiko einer Embolie zu minimieren, liegt der Quick-Wert zwischen 25 und 30 Prozent, was einem INR von 2,0 bis 3,5, abhängig von der Erkrankung, entspricht.

Eine Kontrolle des Quick-Wertes ist notwendig bei schweren Leberererkrankungen mit Störung der Bildung von Gerinnungsfaktoren, Vitamin-K-Mangel und der sogenannten Verbrauchskoagulopathie (Missverhältnis von Verbrauch und Produktion an Thrombozyten und Gerinnungsfaktoren). Sie dient auch der Überwachung einer Bluterkrankung und als Basistest vor einer Operation.

Das Fibrinogen im Blut wird bei Verdacht auf eine Blutungs- und Thromboseneigung gemessen. Es liegt im Normalbereich zwischen 2 und 4 g/l. Niedrige Werte lassen Hepatitis und Leberzirrhose, größere Entzündungen,

Tumore, Diabetes mellitus oder auch Verletzungen vermuten.

Wichtig ist der Gerinnungstest,
er legt die Konsequenzen fest.

BLUTGERINNUNGSSTÖRUNGEN

Die Blutgerinnungsfaktoren sind in erster Linie für einen ungehinderten, kontinuierlichen Blutfluss verantwortlich. Werden sie gestört, gerät das sogenannte hämostatische Gleichgewicht, das für die Blutgerinnung verantwortlich ist, aus den Fugen. Dann kann entweder eine gesteigerte Blutungsneigung (Hämophilie) oder eine Verklumpung (Hämostase) des Blutes vorliegen. Beides sind krankhafte Veränderungen, an denen die Blutgefäße selbst maßgeblich beteiligt sind.

So können die Gefäßwände undicht werden, was zu Blutaustritten – den sogenannten Koagulopathien– führt. Diese verstärken sich, sobald ein Mangel an Gerinnungsfaktoren keinen wirksamen Verschluss sicherstellen kann, was in 80 Prozent der Fälle zutrifft. Blutungen dieser Art treten beispielsweise bei Thrombozytenmangel infolge von Knochenmarkschäden, bei Leberschäden, Vitamin-K-Mangel oder Autoantikörperbildung auf.

Eine angeborene Form der Koagulopathie ist das von-Willebrand-Syndrom, das zu großflächigen Blutungen in den Gelenken führt. Diese Krankheit tritt hauptsächlich bei Männern auf, ist vererbbar und drängt zur Vorsicht bei Operationen. Auf keinen Fall sollte den Betroffenen Aspirin (Acetylsalicylsäure) verabreicht werden. Gegenteiliges ist bei Patienten mit der Neigung zu Thrombosen oder Embolien der Fall. Der teilweise oder gar vollständige Verschluss eines Gefäßes kann bisweilen in ganz unterschiedlichen Stromgebieten zu Letzteren führen, beispielsweise in der Lunge oder im Hirn (Schlaganfall).

Die bereits beschriebenen Gerinnungstests differenzieren derartige Störungen und geben Hinweise, wo, unter Zugabe welcher Medikation am besten geholfen werden kann. Die Heilungschancen sind heute ausgezeichnet.

Die Harmonie ist etwas Gutes,
sie sichert stets den Fluss des Blutes.

BLUTVERDÜNNUNG
(Antikoagulation, Fibrinolyse)

Die Gegenreaktion der Blutgerinnung ist die Blutverdünnung. Natürlich wird das Blut nicht im wörtlichen Sinne verdünnt, sondern lediglich in seiner Gerinnungsreaktion gehemmt.

Bei Herz-Kreislauf-Krankheiten, langer Bettlägerigkeit und nach Operationen steigt die Gefahr einer Thrombose oder Embolie. Um dieses Risiko einzudämmen, muss dem Gerinnungsprozess möglichst frühzeitig entgegengewirkt werden. Dazu verabreicht man gewöhnlich Heparin wie auch Acetylsalicylsäure in Form von Aspirin oder ASS.

Um ein frisches Blutgerinnsel aufzulösen, werden dem Patienten während eines stationären Aufenthaltes Substanzen zugeführt, die das Thrombin im Blut hemmen und das Gerinnsel, den Fibrinpfropf, mithilfe des Enzyms Plasmin bzw. der künstlichen Streptokinase auflösen. Während dieser Behandlung ist es unabdingbar, die Blutgerinnung ständig zu beobachten und zu messen, um den Menschen nicht zum »Bluter« werden zu lassen.

Das Risiko der Blutgerinnung
vermindert man durch Blutverdünnung.

Immunglobuline (Ig)

Immunglobuline zählen zu den Antikörpern und sind Eiweiße (Proteine), die nach Kontakt mit sogenannten Antigenen (Viren, Bakterien, Pilze, Pollen) als Abwehrstoffe gebildet werden. Sie stehen im Dienste des Immunsystem, markieren unterschiedliche Stadien einer Infektion, deuten auf allergische Reaktionen und bestimmte Veranlagungen hin. Im Blutserum und den Gewebeflüssigkeiten sind sie für Überwachung und Immunabwehr verantwortlich.

Erhöhte Immunglobulin-Werte deuten auf eine Infektion oder eine Autoimmunerkrankung hin. Infolge einer Blutuntersuchungen lassen sie sich weiter differenzieren. Es existieren fünf Hauptklassen:

Immunglobulin A (IgA) macht etwa 15 bis 20 Prozent der Antikörper aus. Es findet sich auf allen Schleimhäuten und weist gleichzeitig auf eine mögliche Vergiftung im Körper hin.

Immunglobulin D (IgD) macht weniger als 1 Prozent aller Immunglobuline aus. Auf der Oberfläche der B-Lymphozyten trägt es zur Erkennung von Antigenen bei.

Immunglobulin E (IgE) befindet sich auf der Oberfläche von Mastzellen und basophilen Leukozyten, die nach Kontakt mit dem Antigen das Gewebshormon Histamin ausschütten. Es ruft allergische Reaktionen hervor und vermittelt den Schutz vor Parasiten wie Würmern.

Immunglobuline G (IgG) bildet als kleinstes Immunglobuline 75 Prozent der Blutantigene und deutet zumeist auf eine Infektion hin. Es wird jedoch erst als Zweitantikörper – nach *Immunglobulin M* – nach erneutem Kontakt mit beladenen Bakterien erzeugt, um diese zu vernichten.

Immunglobulin M (IgM) bezeichnet die Klasse von Antikörper, die beim ersten Kontakt mit Antigenen gebildet wird und diese vernichtet. Sie zeigt die akute Infektionsphase einer Krankheit an.

Immunglobuline werden im Blutserum gemessen und liegen in folgenden Grenzbereichen:

- IgA: 0,70 bis 5,0 g/l
- IgD: 0,04 g/l
- IgE: bis 20 U/ml
- IgG: 7,0 bis 16,0 g/l
- IgM: 0,40 bis 2,3 g/l (Frauen), 0,40 bis 2,8 g/l (Männer)

Erniedrigte Werte können verschiedenste Ursachen haben: Immunmangel (Antikörpermangelsyndrom), bösartige Tumore, eine Behandlung mit Immunsuppressiva oder Zytostatika, Bestrahlungstherapie, Kortisontherapie, bestimmte Infektionen wie Masern, Röteln, Zytomegalie, HIV, Tuberkulose, Entzündungen, Rheumatismus, Sarkoidose u. a.

Ein erhöhter Wert deutet auf chronische Infektionen, chronische Lebererkrankungen, allergische Erkrankungen, Kollagenosen (Bindegewebserkrankungen), Plasmozytom (Krebserkrankung des Knochenmarkes) u. a. hin. So gelten bei einer Allergie (zum Beispiel allergisches Asthma bronchiale) IgE-Werte über 100 U/ml als Überempfindlichkeit (Atopie).

Am IgE erkennt man sie,
die ausgeprägte Atopie.

ANTIGENE

Als Antigene bezeichnet man Stoffe, die von einem lebenden Organismus als fremd erkannt werden und auf die dieser mit der Bildung von Antikörpern reagiert.

Körperfremde Substanzen können Viren, Bakterien, Pilze oder aber andere Eiweiße sein, deren antigene Strukturen die Lymphozyten zur Bildung von Eiweiß anregen. Werden diese ins Blut abgegeben, verbinden sie sich infolge einer Antigen-Antikörper-Reaktion zu einem neuen festen Komplex.

Antigene lösen eine spezifische Reaktion aus, was bedeutet, dass zu den speziellen Antigen nach dem Schlüssel-Schloss-Prinzip ein ganz spezifischer Antikörper angefertigt wird, um ebenjene fremdartige Eiweißstruktur zu vernichten und aus dem Körper zu entfernen. Dies geschieht durch Lyse (Zerfall von Zellen), Immobilisation (Ruhigstellung), Agglutination (Verklumpung), Präzipitation (Ausfällung) und Opsonisierung (Anlagerung). Anschließend transportieren die Phagozyten (Fresszellen) die Reste aus dem Gewebe bzw. Körper ab.

Eine besondere Art von Antigenen sind die humanen Leukozyten-Antigene (HLA), die über die Verträglichkeit oder Unverträglichkeit von transplantiertem Gewebe entscheiden. Sie befinden sich auf der Oberfläche des übertragenen Gewebes sowie auf den Lymphozyten des Empfängers und sind für eine mögliche Abstoßungsreaktion verantwortlich.

Antigene locken schon
den Körper zur Schlüssel-Schloss-Aktion.

ANTIKÖRPER

Dringt ein Fremdkörper, meist ein Eiweißstoff, lebendig, als Virus, Bakterium, Pilz, oder als totes Eiweiß in den Organismus ein (Antigene), schützt dieser sich mithilfe seiner Antikörper. Sein Immunsystem produziert eine dem Fremdkörper entsprechende Eiweißstruktur und vernichtet mithilfe dieser Antigen-Antikörper-Reaktion den Eindringling. Unglücklicherweise zeigen sich bei transplantiertem Gewebe ähnliche Abstoßungen.

Ist der Körper schon einmal mit einem bestimmten Antigen (Bakterien oder Viren) in Berührung gekommen, erkennen die Antikörper dieses bei erneutem Kontakt wieder, wodurch sich die Bildung der Antikörper beschleunigt und verstärkt.

Diese sogenannte ruhende Abwehr wird bei Schutzimpfungen genutzt. Werden abgeschwächte, vermehrungsfähige Erreger einer Infektionskrankheit (Hepatitis-A- und -B-Viren, Grippeviren) in gesunden Perioden geimpft, produziert der Körper bereits aktiv Antikörper hier gegen, die bei einer erneuten Infektion zur Verfügung stehen (Vakzination, aktive Immunisierung bzw. Impfung). Die Schutzimpfung erfolgt oral über den Mund (Schluckimpfung) oder nasal über die Nase, kann aber auch parenteral mit einer Spritze über die Haut verabreicht werden. Diese aktive Impfung erzeugt Immunität und beugt Infektionskrankheiten vor.

Bildet ein anderer Organismus (beispielsweise Rind oder Pferd) Antikörper (Serum oder Immunglobuline), die dem Patienten vor oder während einer Erkrankung als Abwehr eingeimpft werden (zum Beispiel bei Tetanus), so spricht man von einer passiven Immunisierung.

Antikörper sind die Voraussetzung
für die moderne Schutzimpfung.

AUTOANTIKÖRPER

Bildet der Körper gegen seine eigenen Zellen, Gewebe oder Organe im Immunsystem Abwehrstoffe, so nennt man diese Autoantikörper.

Ebenjener Vorgang beruht auf einer Fehlsteuerung des Immunsystems. Denn entgegen des üblichen Mechanismus – der Abwehr von körperfremden Substanzen –, wird nun der eigene Körper zum Antigen!

Autoantikörper bilden sich vorwiegend in Form von antinukleären Antikörpern gegen Zellkernsubstanzen, Schilddrüsenantikörpern, Skelettmuskel- und antithrombozytären Antikörpern sowie Rheumafaktoren, die sogenannte Autoimmunkrankheiten – meist Entzündungsreaktionen – hervorrufen.

Bei Verdacht auf eine derartige Erkrankung muss nach dem jeweiligen Autoantikörpern im Blut gefahndet werden. Die Höhe der Antikörperkonzentration gibt Auskunft über die Schwere der Krankheit.

Autoantikörper können durch Medikamente wie Kortison und Krebspräparate unterdrückt werden.

Des Körpers eigene Aggression
ist eine fehlgeleitete Immunreaktion.

BLUTALKOHOL

Als Alkohole werden chemisch Kohlenwasserstoffverbindungen benannt, bei denen Wasserstoffatome durch Hydroxylgruppen (-OH-Gruppen) ersetzt sind.

Alkohol ist gleichzeitig die Kurzbezeichnung für den gängigen Äthylalkohol (auch Äthanol, Ethanol, C_2H_5OH). Er entsteht durch Gärung von Sacchariden (Zucker) und wird vielfältig verwendet, wie beispielsweise in Konzentrationen von 70 Prozent und mehr als Desinfektionsmittel oder aber in niedrigeren Dosierungen als Getränk (Bier 2 bis 6 Prozent, Wein 7 bis 17 Prozent, Likör 30 bis 40 Prozent, Schnaps circa 45 Prozent, Rum 40 bis 70 Prozent). Als Letzteres gelangt er durch orale Aufnahme in den Körper, wird im Magen und Darm resorbiert und anschließend durch das Enzym Alkoholdehydrogenase (ADH) in Acetaldehyd und später zu Essigsäure umgewandelt.

Der Abbau über die Leber und die Ausscheidung über die Nieren verhalten sich konstant. Bei einer Aufnahme von mehr als 100 Gramm Alkohol in kurzer Zeit tritt ein Rauschzustand auf – der Beginn einer Alkoholvergiftung, die sich in Erregung, Hyperventilation, stärkerer Hautdurchblutung (Rötung) und ab 2 Promille Blutalkohol in Lähmungen und narkotischer Wirkung äußert.

Alkoholaufnahme und Blutalkoholspiegel stehen in direktem Zusammenhang. Zur Bestimmung des Blutalkoholgehaltes wird die sogenannte ADH-Methode angewandt. Sie dient der mengenmäßigen Bestimmung von Alkohol im Blut und wird mithilfe der Alkoholdehydrogenasen (ADH) im optischen Test – dem allerorts bekannten Blasröhrchentest – durchgeführt.

Trinkt eine Frau pro Tag mehr als 40 Gramm reinen Alkohol, ein Mann mehr als 60 Gramm, spricht man von »hochriskantem Konsum«. Dabei scheint sich die Leber derart an den Alkohol gewöhnt zu haben (Toleranzphase von drei bis vier Wochen), dass sie zuerst Fett einlagert (Fettleber) und dieses später zu Bindegewebe umbaut (Leberzirrhose). Infolgedessen kann sie den Körper nicht mehr entgiften.

Zur Vorsicht sei angemerkt: 1 Liter Bier entspricht 40 Gramm reinem Alkohol, 1 Liter Wein 80 Gramm, 1 Liter Schnaps 300 Gramm.

Der Blutalkoholspiegel zeigt die momentane Alkoholkonzentration an, jedoch weder Dauer noch Häufigkeit des Konsums. Bei einem Wert von über 1,5 Promille ohne Anzeichen eines Rauschzustandes gilt man als alkoholabhängig.

Als weitere Kontrollmechanismen zum Nachweis von Alkohohlmissbrauch dienen die Konzentration des Gamma-GT-Enzymes im Blut, das MCV (das mittlere korpuskuläre Volumen ist das durchschnittliche Volumen eines einzelnen roten Blutkörperchens) und das CDT (Carbohydrate Deficient Transferrin) im Serum.

Das Enzym Gamma-GT ist bei übermäßigem Konsum erhöht und erst nach fünf Wochen Karenz wieder normal. Jedoch führt nicht nur Alkohohlmissbrauch zu einem Anstieg der Werte, sondern auch die Einnahme bestimmter Medikamente.

Ein normaler MCV im Blut schließt einen chronischen Alkoholkonsum in 80 Prozent der Fälle aus. Die Referenzwerte im Blut liegen bei:

· 0 bis 0,5 Promille – keine Alkoholisierung
· 0,5 bis 1,5 Promille – leichte Trunkenheit
· 1,5 bis 2,5 Promille – mittlere Trunkenheit
· 2,5 bis 3,5 Promille – schwere Trunkenheit
· mehr als 3,5 Promille – schwerste Trunkenheit

Alkohol bringt dich in Stimmung,
behalte trotzdem die Besinnung.

ALKOHOLKRANKHEIT

Als alkoholkrank bezeichnet man jemanden, der sich vom Alkohol körperlich wie psychisch abhängig zeigt, zumeist sozial geschädigt ist und Entzugserscheinungen bei Abstinenz erleidet. Die Zahl der Alkoholkranken allein in Deutschland wird auf 2,5 Millionen geschätzt.

Die Ursachen sind äußerst vielfältig. In der Diskussion stehen ein genetischer Defekt der ADH (Alkoholdehydrogenase), Persönlichkeitsstörungen, soziale und psychische Einflüsse (Krisensituationen).

Als Symptome äußern sich neben dem Zwang zum Konsum, Rausch, Delirium, Psychose sowie körperliche Beeinträchtigungen, wie die Bildung einer Fettleber, die in eine Alkoholhepatitis und eine Leberzirrhose übergehen kann.

80 Gramm Alkohol täglich, genossen über 25 Jahre, bergen ein hohes Zirrhoserisiko. Darüber sollte sich jeder Alkoholabhängige bewusst sein, unabhängig davon, welche anderen Faktoren ebenfalls eine Rolle spielen.

Langjähriger, übermäßiger Alkoholkonsum kann darüber hinaus zu Ösophagitis (Entzündung der Schleimhaut der Speiseröhre), Gastritis (Magenschleimhautentzündung), Kardiopathie (Herzkrankheit), Enzephalopathie in Form einer Hirnschrumpfung und Krampfanfällen führen.

Alkoholkranke leiden zudem unter den sozialen Folgen ihrer Sucht, die nicht selten in Isolation, familiäre Konflikte, Probleme am Arbeitsplatz oder strafrechtliche Konsequenzen münden.

Nach Elvin M. Jellinek existieren verschiedene Typen von Alkoholikern, vom Alpha-Trinker, der zur Bewältigung bestimmter Probleme trinkt und sich eher seelisch vom Alkohol abhängig zeigt, bis hin zum Epsilon-Trinker und seinem exzessivem Alkoholkonsum inklusive Kontrollverlust.

Jede Form des Alkoholismus bedarf ärztlicher Hilfe. Eine Suchtberatung, wenn möglich eine mehrstufige Entwöhnung und Entziehungskur, ist ebenfalls anzuraten.

Will man die Persönlichkeit nicht zerstören,
ist's besser, dem Alkohol abzuschwören.

NEUROTRANSMITTER

Neurotransmitter sind Botenstoffe, die Informationen von Nervenzelle zu Nervenzelle über deren Schaltstellen – die Synapsen des Zentralnervensystems und der peripheren Nerven – weiterleiten. Durch einen Impuls – ein sogenanntes Aktionspotential – werden im synaptischen Spalt, dem Zwischenraum zwischen einer präsynaptischen Nervenendigung und der darauf folgenden postsynaptischen Membran, Transmitter freigesetzt, die nach ihrem Durchtritt durch die Membran (Permeabilitätsänderung) die Leitfähigkeit der Nerven verändern. Diese komplexe Reaktion wird durch unterschiedliche Neurotransmitter bewirkt, wie beispielsweise Acetylcholin, Adrenalin, Noradrenalin (Kreislaufstimulation), Dopamin (Belohnungshormon), GABA (Gamma-Aminobuttersäure für präsynaptische Hemmung), Serotonin (Glückshormon).

Nach ihrer Ausschüttung werden die Neurotransmitter auf verschiedene Weise deaktiviert oder abgebaut, zum Beispiel Acetylcholin durch das Enzym Cholinesterase.

Neurotransmitter unterteilen sich – entsprechend ihrer Wirkung – in adrenerge (Adrenalin, Noradrenalin), cholinerge (Acetylcholin), dopaminerge, serotoninerge oder GABA-erge.

Ein ausgewogenes Verhältnis an unterschiedlichen Neurotransmittern in einer bestimmten, im Blut oder

Urin nachweisbaren Konzentration garantiert ein gut funktionierendes Nervensystem.

Ist der Dopamin-Wert vermindert, lässt dies die Parkinsonsche Krankheit vermuten, bei Serotonin-Mangel hingegen liegt häufig eine depressive Störung vor. Werden die fehlenden Neurotransmitter ersetzt, besteht Aussicht auf Besserung.

Serotonin beschert uns Glück,
Dopamin belohnt Stück für Stück.

INSULIN

Insulin wird als Hormon in den Betazellen der Langerhans'schen Inseln in der Bauchspeicheldrüse gebildet und besitzt eine Vielzahl an Aufgaben. Es reguliert den Zuckergehalt (Glukose) im Blut, der im Normalfall 3,9 bis 6,4 mmol/l bzw. 70 bis 115 mg/dl beträgt.

Nach Aufnahme von kohlenhydratreicher Nahrung steigt der Blutzuckerspiegel an. Infolgedessen schütten die Betazellen Insulin ins Blut aus. Dadurch kann die Glukose in kürzester Zeit von Leber, Muskeln und Fettgewebe aufgenommen werden, die diese entweder in Form von Glykogen speichern oder in Energie umwandeln, um so zu einem Normalwert zurückzukehren.

Insulin hemmt zudem den Fettabbau. Da jede Nahrungsaufnahme den Blutzuckerspiegel erhöht, wird es lediglich beim Fasten in geringeren Mengen ausgeschieden.

Das Gehirn nimmt Glukose unabhängig vom Insulin auf, um seinen hohen Energieverbrauch zu decken.

Sinkt der Blutzuckerspiegel stark ab, reagieren die Gegenspieler (Antagonisten) des Insulins Kortisol, Adrenalin und Glucagon.

Der Nachweis der Höhe des Blutzuckerspiegels dient der Beurteilung des Zuckerstoffwechsels – der Insulinproduktion.

Parallel dazu wird das Fragment C-Peptid aus der Vorstufe des Insulins, dem Proinsulin, gebildet und gelangt in sehr geringen Mengen ins Blut. Sein Vorhandensein gibt Auskunft über den Stand der körpereigenen Insulinproduktion. So kann das Verhältnis von Insulin zum C-Peptid beispielsweise helfen, Doping-Manipulationen zu entlarven.

Werden die Betazellen im Pankreas zerstört, durch Autoantikörper oder andere Erkrankungen der Bauchspeicheldrüse, kommt es zum absoluten Insulinmangel und zum Diabetes mellitus Typ 1.

Eine verminderte Insulinproduktion oder Insulinresistenz bei nachlassender Drüsentätigkeit im Alter ist die Ursache für den Diabetes mellitus Typ 2, der später oft in einen Typ 1 mündet. Die tägliche, nachhaltige Kontrolle des Blutzuckerspiegels ist unabdingbar und bestimmt die Höhe der Insulingabe. Hierbei injizieren sich Diabetiker die wässrige Lösung in die Unterhaut.

Das ehemals tierische Insulin wird heute mehr und mehr durch das besser verträgliche Humaninsulin ersetzt. Zudem ermöglichen moderne computergesteuerte Insulin- bzw. Glukoseinfusionssysteme, die aus einem Glukosesensor, einer Recheneinheit und einer Dosierpumpe bestehen, eine exaktere Nachahmung des physiologischen Insulin-Sekretionsmusters. Dieses Verfahren ist jedoch sehr aufwendig und verhältnismäßig teuer.

Unterzuckerung führt zu Hypoglykämie, Überzuckerung zur Hyperglykämie, beides sollte man unbedingt vermeiden.

Wenn das Pankreas den Dienst versagt,
ist das Insulin gefragt.

BLUTKREBS

Wenn sich Blutzellen unkontrolliert, bisweilen explosionsartig vermehren und andere Arten dadurch verdrängen, ist das oftmals Ausdruck einer bösartigen Erkrankung des Blutes. Typische äußere Veränderungen eines Betroffenen können Blässe, Infektionsanfälligkeit und Blutungen sein.

Als Verursacher kann eine bösartige Erkrankung der weißen Blutkörperchen – eine Wucherung der unreifen Blutzellen –, im Wesentlichen hervorgerufen durch Leukozyten und Lymphozyten, in Betracht kommen.

Bei der bösartigen Knochenmarkerkrankung werden übermäßig viele, oft unreife, nicht funktionstüchtige Leukozyten gebildet und ins strömende Blut ausgeschleust. Je nach Leukozytentypen unterscheidet man die akute lymphatische Leukämie (ALL) und die akute myeloische Leukämie (AML), die als häufigste Form im Kindesalter auftritt.

Demgegenüber steht die chronische lymphatische Leukämie (CLL) sowie die chronisch myeloische Leukämie (CML), die sich vorwiegend im mittleren bis höheren Lebensalter – gehäuft in letzterer Gestalt – zeigt. Sich stetig erhöhende Leukozytenwerte sind der erste Hinweis auf eine solche Erkrankung, die häufig mit Hautveränderungen einhergeht.

Die höchsten Leukozytenwerte finden sich allerdings bei der CML.

In allen Fällen gibt die Knochenmarkpunktion Aufschluss über die Form der Erkrankung. Meist findet man eine frühzeitige Veränderung zufällig im Blutbild. Steigen die Lymphozytenwerte rasant, ohne Ablauf eines infektiösen Geschehens, zeigen sich dabei Fieberschübe, Nachtschweiß, Schwäche und vor allem tastbare, wenn auch schmerzlose Lymphdrüsenschwellungen, kombiniert mit Gewichtsverlust, ist ein Tumor im Lymphsystem nicht auszuschließen. Solche Lymphozytentumore zeigen sich entweder in Gestalt eines Hodgkin-Lymphoms, auch als Lymphogranulomatose bezeichnet, oder eines Non-Hodgkin-Lymphoms.

Eine Untersuchung des Knochenmarkes nach einer Biopsie gibt genauen Aufschluss. Oft geht dem eine Eiweißuntersuchung voraus.

Es werden mehrere Faktoren als Ursache für Blutkrebs diskutiert. Als schädliche äußere Einflüsse lassen sich ionisierende Strahlen, Chemikalien (beispielsweise Benzol), Zytostatika, onkogene Viren benennen. Eine genetische Veranlagung ist ebenfalls denkbar.

Für die verschiedenen Formen der Erkrankung stellen Ärzte unterschiedliche Prognosen. Grundsätzlich haben sich die Heilungschancen in den letzten Jahren durch die Stammzellenforschung aber deutlich verbessert.

Wuchern weiße Blutzellen zur Leukämie,
wär's gut, man entdeckte sie früh.

TUMORMARKER

Mediziner weltweit sind bemüht, Marker zu finden, die helfen, im Zuge einer Blutuntersuchung Tumore im Körper frühzeitig zu erkennen. So ist es ihnen in den letzten Jahren gelungen, bestimmte Eiweißstoffe zu identifizieren, die von bösartigen Tumoren gebildet werden und bei gesunden Menschen nicht oder nur in äußerst geringen Mengen vorhanden sind. Werden diese Stoffe im Blut nachgewiesen, kann sich der Verdacht auf einen Tumor erhärten.

Allerdings werden besagte Laborparameter nicht routinemäßig untersucht, auch nicht im Falle eines Krebs-Screenings. Zu ungenau sind bis heute die Ergebnisse.

Erhöhte Eiweißwerte geben noch keinerlei Auskunft über eine mögliche Tumor- oder Krebserkrankung. Ebenso verhält es sich im Falle eines fehlenden Markers. Hinzukommt, dass jeder Patient einen individuellen Normalwert bzw. Ausgangswert aufweist, der anfangs oft nicht bekannt ist. Messungen falsch positiver oder falsch negativer Werte können nicht ausgeschlossen werden.

Für eine Reihe von Tumoren existieren bislang zudem keine Tumormarker.

Entzündungen und andere Krankheiten wie Hepatitis, Leberzirrhose, chronische Darmentzündungen, Gallensteine oder Gallenblasenentzündung sowie Lungenerkrankungen können die Marker ebenfalls erhöhen, ohne dass ein Tumor oder eine Krebserkrankung vorliegen muss.

Tumormarker eigen sich deshalb vor allem dazu, einen bereits bestehenden Verdacht zu entkräften bzw. zu erhärten und den Verlauf und Erfolg einer Therapie zu beurteilen. Zudem helfen sie, Rückfälle zu diagnostizieren.

Sie werden nach Sicherheitsgrad (Tumormarker erster und zweiter Wahl) und Vorkommen (zellulär, z.B. Zellwachstum bei Leukämie, und humoral, vom Tumor produzierte Antigene) unterschieden und sollten stets im Zusammenhang mit einer klinischen Untersuchung und anderen Laborparametern betrachtet werden.

Tumore sind schwer zu entdecken,
nicht nur mit Markern abzuchecken.

DROGENTEST

Der Begriff Droge bezeichnete ursprünglich getrocknete Arzneipflanzen, deren Teile oder daraus bestehende Zubereitungen. Früher wurde sie zumeist als Heilmittel gebraucht. Heute findet sie in dieser Form lediglich noch bei den Urvölkern Verwendung, während in der modernen Welt unter Drogen vielmehr Wirkstoffe verstanden werden, die zu Sucht und Abhängigkeit führen. Sogenannte Rauschdrogen (meist illegal in Herstellung und Beschaffung), deren Besitz, Weitergabe und Einnahme strengen Regeln oder/und Verboten unterliegt.

Zu ihnen zählen unter anderem Haschisch, Kokain, Amphetamine, Heroin und LSD. Zudem tauchen immer wieder neue Varianten auf, darunter auch süchtig machende Arzneimittel wie Benzodiazepine, Codein und Opiate. Ärzte und Apotheken verabreichen diese deshalb nur unter Einhaltung strengster Vorschriften.

Um nachzuweisen, ob Drogen konsumiert wurden – auch als Bestandteil einer gerichtlichen oder polizeilichen Auflage (Drogen im Straßenverkehr) – bedarf es einer Laboranalyse der Haare, des Urins oder Blutes, ferner des Speichels oder der Nägel.

Die Urinabgabe erfolgt unter Aufsicht. Eine länger zurückliegende Einnahme von Rauschmitteln lässt sich in ausreichend langem Haar nachweisen. Der Schwellenwert (Cut-off-Wert) einer jeweiligen Droge gibt dabei Aufschluss. Bei fraglich positivem Ergebnis verschafft einer Wiederholung des Testes mithilfe einer anderen Labormethode Gewissheit.

Beim Urintest empfiehlt es sich, den Kreatininwert mitzubestimmen, um Manipulationen, durch beispielsweise zu hohe Wasserzufuhr, auszuschließen.

Eine umfangreiche Anamnese, welche Art von Drogen, in welcher Form und über welche Dauer eingenommen wurden, ist unerlässlich, wenngleich oft unzuverlässig, sodass stets ein Abgleich mit den tatsächlich gemessenen Werten vorgenommen werden sollte.

Drogen, das steht felsenfest,
weist man nach im Drogentest.

HIV
(Aids)

Das HI-Virus (*human immunodeficiency virus*) wurde in den 1980er-Jahren entdeckt. Dessen Symptome – Parasitenbefall, Lungenentzündung und extrem schwache Immunabwehr u. a. – führen nach unterschiedlich langer Inkubationszeit zu Aids (*acquired immune deficiency syndrom*), einer bis heute nicht heilbaren erworbenen Immunschwächekrankheit.

HIV ist ein Rotavirus, das durch Speichel, Blut und dessen Produkte sowie Sperma übertragen wird.

Nach einer Infektion mit dem Virus dauert es bis zu 15 Jahre ehe die Krankheit ausbricht. In deren Verlauf gehen grippeähnliche Vorboten in ein symptomfreies Intervall über, das darüber hinwegtäuscht, dass sich das Virus bereits im Körper ausbreitet. Über die Jahre entsteht durch den Befall der Immunzellen CD4 und CD8 ein Defekt, der die Bildung anderer Antikörper und damit eine funktionierende Körperabwehr unmöglich macht. Für viele Infizierte endet dieser Verlauf tödlich.

Die »Belastung« der zellulären Immunität mit infektiösen Viren, die sogenannte Viruslast, und der Antikörper-Nachweis im Blut sind für die Prognose der Betroffenen entscheidend, ebenso wie das Verhältnis der T-Helferzellen.

Um sich vor einer Ansteckung zu schützen, sollte man vermeiden, in Kontakt mit Blut, Sperma und anderen

Körperflüssigkeiten infizierter Personen zu kommen, z.B. durch die Verwendung von Aidshandschuhen oder Kondomen.

Aids , das ist ein grausam Leiden,
Ansteckung gilt's zu vermeiden.

BLUTVERGIFTUNG
(Sepsis)

Sepsis, gemeinhin als Blutvergiftung bekannt, wird durch eine unkontrollierte Infektion im Körper ausgelöst. Sie gilt als schwere, den ganzen Organismus betreffende Entzündungsreaktion und kann zur Störung aller wichtigen Organe führen.

Die Diagnose wird klinisch gestellt, da ein eindeutiger Sepsis-Marker bis heute fehlt. Mitunter ist es zwar möglich, sie mikrobiologisch durch den Nachweis von Bakterien im Blut sichtbar zu machen, dies gelingt jedoch nicht zwangsläufig.

Sepsis ist deshalb oft schwer zu diagnostizieren und wird nicht selten erst in einem vorgeschrittenen Stadium erkannt.

Folgende Kriterien weisen auf eine Blutvergiftung hin: Fieber von über 38 Grad C oder Hypothermie bei unter 36 Grad C. Hinzukommen eine gesteigerte Herzfrequenz mit über 90 Schlägen pro Minute, Hyperventilation, das heißt beschleunigte Atmung (mehr als 20 Atemzüge pro Minute), Leukopenie (Mangel an weißen Blutkörperchen bei einem Wert von unter 4000/mm^3) oder deren häufigste Form, die Neutropenie.

In 10 Prozent der Fälle führt die Sepsis zur Störung der Organfunktionen von Gehirn, Herz, Lungen, Nieren bis hin zu Multiorganversagen.

Sie ist als schwere Krankheit einzustufen und bedarf einer stationären Behandlung.

Bakterien werden ungehemmt
in den Körper ausgeschwemmt.

BLUTGASE

Blutgase sind die im Blut gebundenen und in physikalisch gelöster Form enthaltenen Gase Sauerstoff (O_2), Kohlendioxid (CO_2) und Stickstoff (N_2) – wobei Stickstoff nicht am Gasaustausch beteiligt ist.

Die Blutgasanalyse gibt Aufschluss über deren Verteilung im Blut (Gehalt, Spannung, Sättigung) sowie den pH-Wert und den Säure-Basen-Haushalt.

Sie trifft eine Aussage über das Verhältnis der Atemgase (Sauerstoffpartialdruck pO_2, der Druck bzw. Teildruck, unter dem der Sauerstoff im Blut gelöst wird) zum Gesamthämoglobin. Der gemessene Teildruck beträgt im Normalfall arteriell 95 mm Hg bzw. 12,6 kPa, venös 40 mm Hg bzw. 5,3 kPa.

Die Sauerstoffsättigung gibt an, wie hoch der Anteil des Hämoglobins im Blut ist, der mit Sauerstoff beladen ist. Die Norm liegt bei 95 bis 98,5 Prozent. Erhöhte Werte misst man bei Hyperventilation oder Sauerstoffbeatmung.

Der CO_2-Partialdruck (pCO_2) bezeichnet den Druck, den Kohlendioxid entsprechend seines prozentualen Anteils in einem Gasgemisch ausübt (im venösen Mischblut 45 mm Hg bzw. 6 kPa), abhängig von der alveolären Ventilation (Belüftung der Lungenbläschen). Die Messung erfolgt transkutan (durch die Haut) mittels der sogenannten Astrup-Methode. Sie wird zumeist im arteriellen, aber auch im kapillaren oder venösen Blut durchgeführt, um den Gasaustausch über die Lungen, beispielsweise bei Asthma bronchiale, chronischer Bronchitis, Lungenödem, Lungenembolie, bei künstlicher Beatmung oder anderen Lungenerkrankungen zu kontrollieren.

Die Astrup-Methode dient gleichzeitig der indirekten Erfassung des pH-Wertes und ermöglicht die Bestimmung des Säure-Basen-Status.

Dabei wird der Blut-pH-Wert von verschiedenen Systemen in einem engen Normbereich zwischen 7,37 und 7,45 gehalten. Fallen Säuren in höherem Maße als Basen an, werden sie entweder von der Lunge abgeatmet oder von der Niere ausgeschieden.

Das Bicarbonat (Salz der Kohlensäure) ist das wichtigste Puffersystem, um die Säuren zu neutralisieren und den pH-Wert im menschlichen Blutkreislauf konstant zu halten.

Vermehrte Zufuhr von Säuren über die Nahrung und deren gestörte Ausscheidung über die Nieren führen ebenso zur Acidose – einer Übersäuerung – wie verminderter Gasaustausch in den Lungenbläschen (respiratorische Acidose).

Ein höherer pH-Wert (Alkalose, Basenvermehrung) kann durch Säureverlust infolge von Erbrechen, bei Bicarbonat-Infusionen (metabolisch) oder schneller Atmung (Hyperventilation) in Form einer respiratorische Alkalose auftreten.

Beim Säure-Basen-Haushalt korrespondieren im guten Einvernehmen Lungen und Nieren.

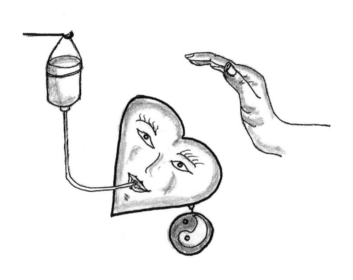

1. Blut – der ganz besondere Lebenssaft

1.2 Blut– Geheimcode für Störungen im Körper

BLUTBILD
(Blutstatus, Hämogramm)

Das Blutbild gibt Auskunft über die zellulären Bestandteile des Blutes, über deren Anzahl und Funktionsfähigkeit. Der Mediziner unterscheidet zwischen kleinem und großem Blutbild.

Kleines Blutbild: Dazu wird nur eine geringe Menge Vollblut benötigt, die mit EDTA versetzt und ungerinnbar gemacht wird. Im kleinen Blutbild lassen sich die roten (Erythrozyten) und weißen (Leykozyten) Blutkörperchen sowie die Blutplättchen (Thrombozyten) zählen. Außerdem werden die vorhandene Menge des roten Blutfarbstoffes Hämoglobin (Hb) und der prozentuale Anteil der Blutzellen am gesamten Blutvolumen (Hämatokrit) bestimmt. Das geschieht heute zumeist in Zellautomaten. Zudem ist es möglich, mithilfe des kleinen Blutbildes eine Aussage über Größe und Färbung der roten Blutkörperchen (MCV, MCH, MCHC) zu treffen und einen Verdacht auf Blutarmut (Anämie), Infektionen oder Störungen in der Blutbildung zu prüfen.

Großes Blutbild: Neben dem kleinen Blutbild werden zusätzliche Differenzierungen (daher die Bezeichnung Differentialblutbild) der weißen wie der roten Blutzellen und der Blutplättchen vorgenommen. Aussagen über Größe, Struktur und Reifung sind möglich. Das große Blutbild liefert zusätzliche Informationen über Art und Stadium einer Infektionskrankheit, mögliche Vergiftungserscheinungen, Entzündungen, Blutgerinnungsstörungen oder bösartige Erkrankungen.

Ein Bild, wie ein Gemälde schön,
das Blut lässt in den Körper sehn.

Blutbild
Referenzbereiche

Parameter	in SI-Einheiten		in alten Einheiten
Erythrozyten			
Männer	4,6 – 6,2	T/l	4,6 – 6,2 Mill./mm³
Frauen	4,2 – 5,4	T/l	4,2 – 5,4 Mill./mm³
Retikulozyten	0,8 – 1	%	
Thrombozyten	150 – 400	G/l	150 000 – 400 000/mm³
Leukozyten	4,8 – 10	G/l	4 800 – 10 000/mm³
stabkernige neutrophile Granulozyten	< 3	%	
segmentkernige neutrophile Granulozyten	60 – 70	%	
eosinophile Granulozyten	1 – 5	%	
basophile Granulozyten	< 1	%	
Lymphozyten	20 – 30	%	
Monozyten	2 – 6		
Hämoglobin (Hb)			
Männer	140 – 180	g/l	14 – 18 g/dl
Frauen	120 – 160	g/l	12 – 16 g/dl
Methämoglobin	< 1	%	
Hämatokrit (Hk)			
Neugeborene	45 – 65	%	
Männer	40 – 52	%	
Frauen	37 – 47	%	
Färbekoeffizient (Hb$_E$, MCH)	1,7 – 2,0	fmol	28 – 32 pg
Färbeindex	0,9 – 1,1		
spezifisches Gewicht	1,050 – 1,062	kg/l	

DIFFERENTIALBLUTBILD

(engl. *differential haemogram*)

Mithilfe des Differentialblutbildes werden die weißen Blutkörperchen zur näheren Bestimmung in ihre Untergruppen zerlegt. Dies ist notwendig, da im Falle einer Krankheit die verschiedenen weißen Blutkörperchen detailliertere Informationen geben können. Im Labor werden dazu hundert kernhaltige Blutzellen im Blutausstrich unter dem Mikroskop gezählt und als Granulozyten, Monozyten, Lymphozyten prozentual ausgewiesen. Die Granulozyten lassen sich zudem in stabkernige, segmentkernige, neurotrophile, eosinophile und basophile unterteilen, während sich die Lymphozyten und Monozyten je nach Kernform und Anfärbung unterscheiden.

Die Differenzierung der Leukozyten und deren Bewertung ermöglicht einen Einblick in das komplexe Blutsystem und hilft Veränderungen in deren Bildungsorganen wie Knochenmark, Milz und Lymphdrüsen zu erkennen.

Um Krankheiten abzugrenzen,
misst das Blutbild Differenzen.

BLUTSENKUNG
(BSG, BSR)

Blutsenkung steht für Blutkörperchen-Senkungs-Geschwindigkeit (BSG), auch Blutkörperchensenkungsreaktion (BSR) genannt. Es handelt sich um die Geschwindigkeit, mit der die roten Blutkörperchen in zuvor ungerinnbar gemachtem Blut sinken (sedimentieren).

Dieses Verfahren wird bei Verdacht auf eine Entzündung oder bei Störungen der Zusammensetzung des Bluteiweißes durchgeführt. Dazu werden 1,6 Milliliter Blut mit 0,4 Millilitern einer 3,8 prozentigen Natriumcitratlösung versetzt, dadurch ungerinnbar gemacht und in einem senkrecht stehenden Glas- oder Kunststoffröhrchen mit Millimetergraduierung bis 200 Millimeter aufgezogen. Nach einer Stunde wird abgelesen, um wie viele Millimeter sich die rote Blutsäule abgesenkt hat. Eine Überprüfung nach zwei Stunden ist heute nicht mehr gefragt.

Die Normalwerte differieren je nach Alter und Geschlecht. So betragen sie bei Frauen unter 50 Jahren nach einer Stunde bis zu 20 Millimeter, ab 50 Jahren unter 30 Millimeter, bei Männern bis zu 15 Millimeter bzw. unter 20 Millimeter.

Geringe Abweichungen sind bereits bei Schwangerschaft, Menstruation und erhöhten Blutfettwerten zu verzeichnen. Selbst die Raumtemperatur beeinflusst das Messergebnis. Kontrollen sind deshalb unabdingbar. Erhöhte Werte können derweil auf bakterielle Infektionen, Anämien, Leber- und Nierenschäden, Autoimmunerkrankungen, Rheuma oder bösartige Tumoren hindeuten. Erniedrigte Werte (verlangsamte Blutsenkungsgeschwindigkeit) treten bei übermäßiger Vermehrung der roten Blutkörperchen (Polycythaemia vera), »zu dickem Blut«, auf, durch die Krankheiten wie Thrombosen und Embolien ausgelöst werden können.

Infolge der Einnahme von entzündungshemmenden Medikamenten wie Aspirin, Kortikoiden, Antirheumatika finden sich ebenfalls verlangsamte Senkungen. Auch diese Störungen sollten ärztlich kontrolliert werden, um Komplikationen frühzeitig auszuschließen.

Oft verheißt die Senkung des Blutes
bei erhöhten Werten nichts Gutes.

ROTER BLUTFARBSTOFF
(Hämoglobin, Hb)

Warum ist Blut rot?

Diese Frage wird oft gestellt. Die unverkennbare Farbe des Lebenssaftes ist das Ergebnis der Verbindung zweiwertigen Eisens (Häm) mit Eiweiß (Globin) zu Hämoglobin (Hb), dem sogenannten roten Blutfarbstoff. Dessen lebenswichtige Hauptaufgabe besteht darin, Sauerstoff zu binden und ihn an die Körperzellen und Gewebe abzugeben.

Das Hämoglobin sitzt im Zentrum des Erythrozyten. Eine ausreichende Menge an Hämoglobin im Blut gewährleistet die Sauerstoffversorgung aller Organe.

Die Normalwerte liegen bei Frauen zwischen 12 bis 16 g/dl, bei Männern zwischen 13,5 bis 17,5 g/dl. Die Gesamtmenge an Hämoglobin im menschlichen Körper beträgt circa 650 Gramm.

Ein zu niedriger Hämoglobinwert kann bei allen Formen der Anämie (Blutarmut), bei Blutverlust und – vor allem bei Frauen typisch – infolge von Eisenmangel auftreten. Im Falle von Lungen-, Herz- oder Nierenerkrankungen zeigt sich der Wert zumeist erhöht.

Andere Substanzen können den Sauerstoff aber auch verdrängen (Co-Hb, Methämoglobin, Sulf-Hb), sodass das Hb nicht mehr zum Sauerstofftransport zur Verfügung steht.

Rote Lippen zeigen ungeschminkt,
womit Erythrozyten beladen sind.

ROTE BLUTKÖRPERCHEN
(Erythrozyten)

Erythrozyten (*erythros* »rot«) sind Zellen ohne Zellkern. Es handelt sich um die kleinsten, zugleich am häufigsten vorkommenden Zellen im Blut. Sie enthalten den roten Blutfarbstoff, das Hämoglobin, weshalb sie auch als rote Blutkörperchen bezeichnet werden, und sind für den Sauerstofftransport im Blut verantwortlich. Erythrozyten erscheinen unter dem Mikroskop als etwa gleich große, kernlose, blasse, scheibenförmige Zellen, die in der Mitte von beiden Seiten leicht eingedellt sind. Ihr Durchmesser beträgt circa 8,4 µm, die Dicke 2,4 µm am Rand und 1 µm in der Mitte.

Der Prozess, bei dem Erythrozyten entstehen, wird als Erythropoese bezeichnet. Dabei entwickeln sich die roten Blutkörperchen aus ihrer kernhaltigen Vorstufe – den sogenannten Erythroblasten. Während einer 15- bis 20-stündigen Reifung im Knochenmark stoßen die ihre Kerne ab, woraus die eigentlichen Erythrozyten hervorgehen. Deren Lebensdauer beträgt 120 Tage, danach werden sie über Leber, Milz und Knochenmark abgebaut. Zellen mit Kernresten, die frühzeitig abgesondert werden, nennen sich Retikulozyten.

Ein gesunder Erwachsener besitzt rund 25 000 Millionen Erythrozyten. Gewöhnlich werden diese Blutkörperchen in einer Zellkammer oder mithilfe eines Zählautomaten gezählt und wie folgt angegeben: Männer mit 4,6 bis 6,2 Millionen/mm³ bzw. Teilchen/l, Frauen mit 4,2 bis 5,4 Millionen/mm³ bzw. Teilchen/l.

Krankhafte Veränderungen können die Zahl (Anämie, Polyglobulie), die Größe (Makro- bzw. Mikrozytose) und die Form der roten Blutkörpchen sowie (Ellipto- und Poikilozytose) den Hämoglobingehalt des Blutes (Hypo- und Hyperchromie) betreffen.

Der Hämoglobingehalt der Erythrozyten wird aus dem Hämoglobinwert und der Erythrozytenzahl errechnet und als HbE (Hb des Einzelerythrozyten) angegeben, ebenso das mittlere Volumen (MCV) und die mittlere Hämoglobinkonzentration (MCHC).

Knochenmark als Wiege, die Milz als Grab,
das Leben spielt sich in den Gefäßen ab.

RETIKULOZYTEN

Retikulozyten sind junge Blutkörperchen auf dem Reifungsweg zum Erythrozyten, die noch Kernreste enthalten. Sie werden in geringen Mengen (1 bis 2 Prozent der Erythrozyten) ins Blut ausgeschwemmt und spielen bei der Differenzierung einer Anämie (Blutarmut) wie bei deren Verlaufskontrolle eine entscheidende Rolle.

Im Falle eines akutem Blutverlustes, einer hämolytischen Anämie, der Behandlung einer Mangelanämie sowie bei Eisen-, Vitamin B12-, Vitamin B6- und Folsäuremangel können die Werte erhöht sein. Wohingegen chronische Erkrankungen – Infekte, maligne Tumoren, Niereninsuffizienz und Knochenmarkschäden – zu erniedrigten Zahlen führen.

Wenn Retikulozyten steigen,
kann man Blutverluste meiden.

WEISSE BLUTZELLEN
(Leukozyten)

Die weißen Blutkörperchen (*leukos* »weiß«) sind die Abwehrzellen eines jeden Organismus. Sämtliche eingedrungenen Krankheitserreger und körperfremde Strukturen werden durch sie vernichtet. Damit dies möglich ist, wächst ihre Anzahl im Verlauf einer Krankheit an (Leukozytose), wobei unterschiedliche Zelltypen zum Einsatz kommen. So unterscheidet man die Leukozyten anhand ihres Aussehens in Granulozyten (Körnchenzellen mit 60 bis 70 Prozent), Lymphozyten (20 bis 30 Prozent) und Monozyten oder Makrophagen (2 bis 6 Prozent der Blutleukozyten). Die Granulozyten werden zudem je nach der Anfärbbarkeit ihrer Körnchen in neutrophile, basophile und eosinophile unterschieden.

Kämpft der Körper gegen Eindringlinge, geht dies in mehreren Stufen vonstatten. Die erste Phase umfasst stets den Anstieg der neutrophilen Granulozyten, die den Einsatz der Immunabwehr beschleunigen. Bei diesem Vorgang handelt es sich um die sogenannte Linksverschiebung: Bakterien, Pilze, Zelltrümmer werden in großer Zahl ins Gewebe gelockt, die Zellen wandern aus dem Blutgefäß ins Gewebe, umschließen und verdauen die Fremdkörper. (1. Phase, Abwehrphase).

Es folgt die Aktivierung der Monozyten (Monozytose), die auf dem Krankheitshöhepunkt als Makrophagen (Fresszellen) Fremdstoffe verdauen. (2. Phase, Überwindungsphase). Sie verheißen Heilung.

Dem schließt sich die lymphozytäre-eosinophile Heilphase an, in der die Lymphozyten als B- und T-Lymphozyten den weiteren Rückgang der Leukozytenzahl bestimmen.

Während die anderen Leukozytenarten im Knochenmark gebildet werden, entstehen Lymphozyten in den Lymphknoten, der Milz und der Thymusdrüse.

Die T-Lymphozyten dienen unter anderem der Aktivierung sowie Zerstörung anderer Immunzellen, wohingegen die B-Zellen speziell gegen bestimmte Erreger oder schädigende Stoffe gerichtete »Antikörper« bilden, die den Körper vor nochmaligen Angriffen schützen sollen.

Ist der Körper von einer Infektion betroffen,
kann er auf den Anstieg der Leukozyten hoffen.

BLUTPLÄTTCHEN
(Thrombozyten, engl. *platelets*)

Der Begriff Thrombozyten umschreibt im Knochenmark gebildete, scheibenförmige, kernlose Blutbestandteile, die im Falle einer Verletzung für die Blutgerinnung verantwortlich sind. Diesen Vorgang bezeichnet man als Hämostase – Blutstillung vor Ort.

Durch das Einwirken von Kollagen, Thrombin oder anderer Immunkomplexe ändern die Thrombozyten ihre Form und geben ihre Aktivatoren frei, die die Blutgerinnung einleiten und einen Thrombus (Blutgerinnsel) bilden, der die Verletzung verschließt.

Thrombozyten kreisen mit einer Lebensdauer von acht bis zwölf Tagen im Blut, bevor sie überwiegend in der Milz abgebaut werden. Man kann sie im Blutbild auszählen. Der Normalwert liegt zwischen 140 000 und 360 000 Plättchen pro Mikroliter.

Erhöhte Werte (Thrombozythämie) sind bei Infektionen der Atem- und Harnwege, Hirnhautentzündung, Blutvergiftungen und nach Verletzungen ebenso zu messen, wie infolge einer Krebserkrankungen (myeloproliferatives Syndrom und Metastasen). Dagegen können erniedrigte Werte (Thrombozytopenie) angeboren sein (Wiskott-Aldrich-Syndrom) oder, wie bei Knochenmarkerkrankungen

(Leukämie, Plasmozytom), Vitamin-B12- und Folsäuremangel und toxischen Schädigungen, mit sichtbaren Schleimhautblutungen und Hämatomen, erworben werden.

Thrombozyten – des Körpers schützende Polizei,
eilen bei der kleinsten Verletzung schon herbei.

HÄMATOKRIT
(Abkürzung Hct/Hk/Hkt)

Im Rahmen des Blutbildes wird der Hämatokrit-Wert im Blut angegeben. Er drückt das Verhältnis von festen zu flüssigen Blutbestandteilen aus, ermöglicht einen Rückschluss auf den Anteil der roten Blutkörperchen im Blut und gibt darüber hinaus Aufschluss über den Wasserhaushalt eines Patienten.

Bei Flüssigkeitsaufnahme verschiebt sich der Hämatokrit-Wert ebenso wie bei der Vermehrung der Blutzellen. Das Blut wird im ersten Fall zu »dünnflüssig« (beispielsweise bei einer Anämie), im zweiten Fall zu »dickflüssig. Letzteres geschieht vor allem bei Blutzellenvermehrung (Polyglobulie), durch Schwitzen, bei Durchfall oder zu geringer Flüssigkeitszufuhr.

Beide Werte sind für die Berechnung des MCVs und MCHCs entscheidend. Während sie bei Kindern altersbedingt schwanken, liegen sie bei Frauen zwischen 38 bis 42, bei Männern zwischen 42 bis 46 Prozent.

Im Falle einer Polyglobulie kann ein Aderlass Abhilfe schaffen. Das Blut sollte aber sofort mit Flüssigkeit und Elektrolyten aufgefüllt werden.

Ist das Blut zu dick geraten,
kann ein Aderlass nicht warten.

METHÄMOGLOBIN
(MetHb, Hämiglobin)

Methämoglobin, mit dem Synonym Hämiglobin und der Kurzbezeichnung MetHb, ist ein Abkömmling des roten Blutfarbstoffes, des Hämoglobins. Es entsteht, sobald das im Hämoglobin enthaltene zweiwertige Eisen zu seiner dreiwertigen Form oxidiert. Dadurch kann es den Sauerstofftransport im Blut nicht mehr gewährleisten (Methämoglobinämie).

Eine gesteigerte Methämoglobinbildung kann sowohl angeboren sein als auch bei Neugeboren und Säuglingen – vor allem im ländlichen Raum – auftreten, deren Enzymsystem noch ungenügend ausgereift ist. Darüber hinaus gibt es eine Vielzahl an Medikamenten (darunter Anilinderivate, Sulfonamide, Chinin, Paraaminosalicylsäure, ein Antibiotikum zur Tuberkulosebehandlung) sowie Giftstoffe (Nitrite, Nitrobenzol), die einen erhöhten Methämoglobinwert verursachen können. Symptome äußern sich wie folgt:

Ein leicht erhöhter MetHb-Wert kann zu einer Blaufärbung (Zyanose) der Haut, einhergehend mit Atemnot, Übelkeit, Tachykardie (beschleunigter Herzschlag), Unruhe, sowie einer hämolytischen Anämie führen. Übersteigt er die Grenze von 20 Prozent, macht sich Bewusstlosigkeit bis hin zum Kollaps bemerkbar. MetHb-Werte über 60 bis 70 Prozent können im schlimmsten Fall zum Tod führen. Eine Behandlung erfolgt durch Verabreichung von Ascorbinsäure und Methylenblau.

Nitrite, Chinin und Anilin
bilden im Körper Met-Hämoglobin.

PHOSPHATASEN

(saure (SP) und alkalische (AP) Phosphatasen)

Phosphatasen sind Enzyme, die im Körper in allen Geweben vorkommen und in der Lage sind, Phosphorester in ihre Komponenten zu spalten (Hydrolasen).

Sie sind in den Organen in verschiedenen Konzentrationen anzutreffen und reagieren nur in ganz bestimmten pH-Wert-Bereichen.

Phosphatasen dienen der Diagnostik. Die sauren Phosphatasen (SP) mit einem pH-Wert-Optimum von 5 sind vor allem in der Prostata, in den Knochen, den Erythrozyten, Thrombozyten aktiv, wenngleich sie auch in Nieren, Leber, Pankreas und Milz vorkommen. Ihr Wert im Blut erhöht sich bei Erkrankungen ebenjener Organe wie im Falle einer gutartigen Prostatavergrößerung oder -entzündung oder eines Prostatakarzinoms.

Aber auch Bluterkrankungen mit Zerstörung der roten Blutkörperchen wie Leukämie, Polyzythämie und Anämie lassen die Werte ansteigen. Der Normwert des sauren Phosphatasen liegt bei 4,8 bis 13,5 U/l.

Die alkalischen Phosphatasen (AP) mit einem pH-Wert-Optimum von 7 bis 8 kommen vor allem in Leber, Knochen, Dünndarmschleimhaut sowie dem Gallenwegsepithel vor. Erhöhte Konzentrationen sind bei Knochenerkrankungen – besonders bei gesteigerter Aktivität der Osteoblasten –, Knochenmetastasen und Lebertumoren oder -abszessen, Virushepatitis und Gallenwegserkrankungen (z.B. Verschlussikterus) nachweisbar. Die Normwerte im Blutserum sind bei Frauen und Männern ähnlich und liegen zwischen 40 und 130 U/l.

Kinder sowie Frauen im letzten Drittel der Schwangerschaft können eine erhöhte alkalische Phosphatasen-Konzentration aufweisen. Die Einnahme der Antibabypille oder auch die Verabreichung von Medikamenten wie Antiepileptika, Allopurinol, einigen Antibiotika und

Verapamil beeinflusst diese Konzentration. Ein zu niedriger Werte findet sich bei der seltenen Erbkrankheit Hypophosphatämie – einer Enzymschwäche, darüber hinaus infolge eines Vitamin-C-Mangels oder einer Schilddrüsenunterfunktion.

Phosphate können alkalisch oder sauer reagieren,
wenn sie Enzyme an das Blut verlieren.

BLUTZUCKER
(Blutglukose)

Unter Blutzucker versteht man den Glukoseanteil im Blut. Glukose ist ein Einfachzucker (Monosaccharid, chem. Aldohexose), der auch Traubenzucker, Dextrose oder Glykose genannt wird. Er ist ein wichtiger Energielieferant des Körpers.

In freier Form kommt Glukose in süßen Früchten, Pflanzenteilen und im Honig vor. Gleichzeitig ist sie Bestandteil von Polysacchariden, Stärke, Glykogen, Zellulose sowie den Disacchariden Saccharose und Maltose.

Im menschlichen Körper ist der Einfachzucker meist als Glykoprotein oder Glykolipid an Eiweiß und Fett gebunden. Zudem ist er der grundlegendste Bestandteil des Zuckerstoffwechsels.

Der Glukosespiegel im Blut wird entweder im Labor oder mithilfe eines Blutzuckermessgeräts durch den Arzt, medizinisches Personal oder den Patienten selbst bestimmt. Sein Normwert liegt bei 3,9 bis 5,5 mmol/l bzw. unter 100 bis 120 mg/dl. Beide Maßeinheiten sind gebräuchlich.

Bei einem Blutzuckerwert unter dieser Grenze spricht man von Hypoglykämie (Unterzuckerung), darüber von Hyperglykämie. Der Blutzucker wird in erster Linie durch das Hormon Insulin, aber auch durch Adrenalin und Glucagon reguliert. Glukose-Infusionen in Form von Traubenzucker werden zur künstlichen Ernährung oder als therapeutische Maßnahme bei Unterzuckerung (hypoglykämischer Schock) eingesetzt.

Zucker in verschiedener Form:
Hauptsache er hält die Norm.

NÜCHTERNBLUTZUCKER

Um eine Zuckerkrankheit (Diabetes mellitus) sicher zu diagnostizieren, bedarf es der Bestimmung des Blutzuckers. Die Messung des Nüchternblutzuckers – der Glukose im Blut nach acht bis zwölf Stunden ohne Nahrungsaufnahme bzw. nach der letzten Mahlzeit, im günstigsten Fall am Morgen – stellt hierbei den ersten Diagnoseschritt dar.

Zeigt der Blutzucker anschließend immer noch erhöhte Werte (im Kapillarblut über 120 mg/dl (über 5,5 mmol/l), sind erneute Bestimmungen vonnöten, um den Befund abzusichern.

Erhöhte Blutzuckerwerte können in der Schwangerschaft, nach einem Herzinfarkt oder Schlaganfall, bei Vergiftungen, angeborenen Leiden wie Turner-Syndrom, Dawn-Syndrom sowie bei Stress und infolge von Operationen auftreten. Mitunter ist auch die Verabreichung bestimmter harntreibender Medikamente (Diuretika) oder Kortisonpräparaten ursächlich.

Mithilfe der Nüchternblutzuckermessung lässt sich ebenfalls eine mögliche Unterzuckerung nachweisen, die beispielsweise durch eine Überdosierung von Insulin, blutzuckersenkenden Medikamenten oder Vitamin C, bei Wechselwirkung mit ACE-Hemmern, Sulfonamiden,

Salicylaten, Schmerzmitteln wie Novaminsulfon hervorgerufen werden kann. Um einen sicheren Nachweis zu
erbringen, ist die Erstellung eines Blutzuckerprofils über
den ganzen Tag, eine Bestimmung auch nach Nahrungsaufnahme und unter Karenz eingenommener Medikamente ebenso unabdingbar wie ein oraler Glukosetole-
ranztest.

Nüchternzucker, das steht fest,
ist der beste Zuckertest.

KREATINPHOSPHOKINASE
(Kreatinkinase, CK, CPK)

Die Kreatinphosphokinase wird in der Muskulatur produziert und beschleunigt dort die Energiebereitstellung.
Der größte Anteil befindet sich in der Herz-, der kleinste
in der Skelettmuskulatur.

Der CK-Wert erhöht sich, sobald Muskelgewebe zerstört wird, beispielsweise bei starken körperlichen Belas-
tungen, infolge von Quetschungen, bei Herzinfarkt oder
Infektionen. Die Untersuchung ebenjenes Wertes ist in
der Herzinfarktdiagnostik ebenso hilfreich wie bei der
Verlaufskontrolle der Erholung der Muskulatur. Gleichzeitig wird zumeist das (kardiale) Troponin (T) mitbe-
stimmt, da es entscheidend für die Funktionstüchtigkeit
der Herzmuskelzelle ist.

Die Referenzwerte des CK-Wertes im Blutserum liegen
für Männern unter 190 U/l, für Frauen unter 170 U/l.

Will man Muskelzellen differenzieren,
gilt es den CK-Wert zu analysieren.

C-REAKTIVES PROTEIN
(CRP)

Das C-reaktive Protein zählt zu den wichtigsten Entzündungsparametern des Körpers. Es wird in der Leber gebildet und reagiert als sogenanntes »Akutes-Phasen-Protein« postwendend auf Krankheitserreger. Schon innerhalb der ersten 18 bis 24 Stunden nach einer Infektion kann die Konzentration dieses Proteins im Blut auf das Hundertfache ansteigen, wenngleich sie sich mit derselben Geschwindigkeit wieder normalisiert. Jener Prozess vollzieht sich schneller als die Blutsenkungsreaktion.

Operationen, rheumatische Krankheiten, Entzündungen von Gefäßwänden, Thrombosen, Herzinfarkt, bösartige Tumore können den Proteinanstieg ebenso verlangsamen wie Bluthochdruck, Rauchen, Übergewicht oder eine Diabetes mellitus Typ 2.

Wird Körpergewebe zerstört, steigt der CRP-Wert an. Seine Bestimmung ermöglicht die Beurteilung des tatsächlichen Schweregrades der entzündlichen Erkrankung. Entzündungsherde werden vor allem am Herzen gesucht und erfordern eine genaue Risikoabschätzung. Virale Infektionen hingegen lassen das C-reaktive Protein nicht oder nur mäßig ansteigen.

Der CRP-Schnelltest für bakterielle Infektionen im Serum ist wichtig, um die Krankheitsschwere und deren Verlauf beurteilen und eine virale von einer bakteriellen Infektion unterscheiden zu können.

Werte bis 5,0 mg/l gelten für Erwachsene als normal, bis zu 10 mg/l für Kinder.

Von einer leichten Erhöhung spricht man bei Werten bis 40 mg/l, von einer moderate zwischen 40 bis 100 mg/l. Ab 100 mg/l liegt eine starke Erhöhung vor.

Ist die Infektion im Körper bakteriell,
wächst der CRP-Wert rasend schnell.

LEBERWERTE IM BLUT
(GOT, GPT, GGT, GLDH)

Als Leberwerte bezeichnet man in einer Blutprobe gemessene Werte, die mögliche Schädigungen der Leber anzeigen. Im Einzelnen sind es vor allem die Leberenzyme GPT (auch ALAT), GOT (auch ASAT); GGT (auch Gamma-GT) und GLDH die Auskunft geben. Bei einer Erkrankung des Organs werden sie ins Blut abgesondert. Ihre Grenzwerte erhöhen sich dadurch in einem bestimmten Verhältnis und deuten je nach Grad des Anstieges auf unterschiedliche krankhafte Veränderungen hin.

So ist das Enzym GPT (Glutamat-Pyruvat-Transaminase), gemäß seiner chemischen Wirkung auch als ALAT (Alanin-Aminotransferase) bezeichnet, maßgeblich am Eiweißabbau in der Leber beteiligt (Transaminase). Sowohl chronische Lebererkrankungen, wie Entzündungen und Leberschäden durch Alkohol oder Medikamente, Leberzirrhosen, -tumore und -metastasen als auch Gallenstauungen (bei Gallengangsverschluss) lassen den GPT-Wert im Blutserum und -plasma ansteigen, bei Frauen auf über 34 U/l, bei Männern auf über 45 U/l. Der Therapieverlauf kann anhand dieser Grenzwerte gut überwacht werden.

Das Enzym GOT (Glutamat-Oxalacetat-Transferase), auch ASAT (Aspartat-Aminotransferase) genannt, ist ebenfalls am Eiweißabbau beteiligt. Allerdings nicht nur in der Leber, sondern auch im Herz und den Muskeln. Bei Schädigung dieser Organe wird es vermehrt ins Blut ausgeschüttet, beispielsweise im Falle eines akuten Herzinfarktes oder einer Leber- und Gallenerkrankungen. Die Grenzwerte liegen bei Frauen unter 31 U/l, bei Männern unter 36 U/l. Schwere körperliche Arbeit und damit einhergehende Muskelbelastung können ebenfalls zu einer vorübergehenden Erhöhung führen.

Gamma-GT (Gamma-Glutamyl-Transpeptidase), auch GGT, ist ein Enzym, das auf der Zellhülle vieler Körperzellen sitzt und diese vor oxidativer Zerstörung schützt. Die hier gemessene Peptidase stammt aus der Leber und den Gallengängen. Ein erhöhter Wert tritt auf bei: Zerstörungsprozessen der Leber und Galle, Entzündungen und Tumoren ebendieser Organe, Stauungen in der Bauchspeicheldrüse, chronischer und toxischer Einwirkung von äußeren Giften, wie beispielsweise Lösemitteln (z.B. Tetrachlorkohlenstoff, Halothan), Medikamente und Alkohol. Er misst für Frauen über 40 U/l, für Männer über 60 U/l.

Schwangerschaft, Einnahme der Antibabypille, Mittel gegen Rheuma, Krampfanfälle und Diuretika können ebenfalls Einfluss auf das Gamma-GT-Enzym haben und es erhöhen.

Die GLDH (Glutamatdehydrogenase) wird zumeist mit den anderen Enzymwerten gemeinsam bestimmt und spricht vor allem für die Leber. Sie ist nur in den Zellorganellen, den Mitochondrien, enthalten und wird erst bei Zerstörung dieser Zellen freigesetzt. Die GLDH steigt dementsprechend später als die anderen Enzyme an und weist auf eine schwere Vergiftung, einen schweren Leberschaden, eine schwere Stauung (auch bei Rechtsherzstauung), Lungenembolie oder Sauerstoffmangel infolge einer Lebervenenthrombose hin. Grenzwerte liegen bei Frauen um die 5,0 U/l, bei Männern um die 7,0 U/l.

Eine Reihe von Enzymen
kann der Leberdiagnostik dienen.

TROPONIN

Im Zusammenhang mit einer Herzerkrankung wird immer wieder von Troponin gesprochen. Es handelt sich um einen Proteinkomplex, der die Bewegung des Herzmuskels ermöglicht und bei einer Schädigung desselben (beispielsweise bei einem Herzinfarkt) ins Blut freigesetzt wird.

Als Schnelltest bei einem Herzinfarkt kann der Troponin-Spiegel vor Ort im Serum oder Vollblut gemessen werden. Die höchsten Werte sind 24 Stunden nach dem Infarkt abzulesen, wenngleich bereits der 3-Stunden-Wert bei einer Erhöhung von über 0,1 ug/l den entscheidenden Hinweis auf einen Herzinfarkt gibt, lange bevor die anderen Herzenzyme, CK, GOT und LDH, reagieren.

Herzinfarkt und gleich vor Ort,
Troponin zeigt ihn sofort.

HOMOCYSTEIN

Homocystein ist eine nicht in der Nahrung vorkommende Aminosäure. Sie bildet sich im Eiweißstoffwechsel aus der essenziellen (lebensnotwendigen) Aminosäure Methionin. Als unerwünschtes, weil giftiges Zwischenprodukt wird es vom gesunden Menschen bei ausreichender Versorgung mit Vitamin B6, Folsäure und Vitamin B12 rasch in die Aminosäure Cystein umgewandelt, weiter verstoffwechselt und über die Nieren ausgeschieden.

Erhöhte Homocysteinwerte im Blut schädigen Herz und Blutgefäße. Ihr Einfluss auf die Demenzkrankheit Morbus Alzheimer und am Morbus Parkinson wird ebenfalls diskutiert.

Der Homocysteinspiegel kann durch verschiedene Faktoren beeinflusst werden und ansteigen, darunter erbliche Veranlagung, Mangel an B-Vitaminen, Alkoholmissbrauch oder Diabetes mellitus. Risikofrei sind Werte unter 10 µmol/l, als bedenklich gelten 12 bis 15 µmol/l. Ein hohes Risiko für die Gefäße besteht bei einer Konzentration von über 15 µmol/l.

Ist die Arterienwand nicht clean,
frag nach der Höhe von Homocystein.

EITER
(engl. *pus*)

Eiter ist ein biologisches Abbauprodukt, das in der Regel durch eine bakterielle Infektion ausgelöst wird. Es entsteht, wenn neutrophile Leukozyten, eingeschmolzenes Gewebe oder eiweißhaltige Flüssigkeit an einem Entzündungsherd oder lokal am Eindringungsort eines Fremdkörpers haften bleiben. Einer solchen eitrigen Entzündung gehen folgende Anzeichen voraus: Rötung (Rubor), Hitze (Calor), Schwellung (Tumor), Schmerz (Dolor) und eine gestörte Funktionsweise des entsprechenden Gewebes (Functio laesa). Durch Einwirken eiweißlösender Enzyme der Leukozyten werden Mikroorganismen abgetötet und eingeschmolzen.

Eine Eiteransammlung kann im ungünstigsten Fall weitere Infektionen begünstigen. Aus diesem Grund sollte betroffenes Gewebe schnellstmöglich entlastet werden. Der Eiter muss nach außen abfließen können. Eine Punktion oder ein chirurgischen Schnitt ist hier unerlässlich.

Eiter belastet das Gewebe,
beachte Hygiene und Körperpflege.

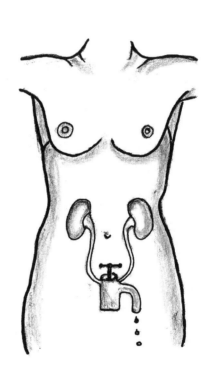

2. URIN – KEIN UNBRAUCHBARES ENDPRODUKT

2.1 Urin sammeln und aufbereiten

Harn, Urin
(lat. *urina*)

Harn ist jene Flüssigkeit, die bei Wirbeltieren in den Nieren entsteht und über die Harnwege nach außen abgesondert wird. Darin enthalten sind die sogenannten harnpflichtigen Substanzen, die der Körper ausscheiden muss, um den Flüssigkeits- und Elektrolythaushalt des Körpers zu regulieren und das Säure-Basen-Gleichgewicht aufrechtzuerhalten.

Beim gesunden Menschen ist der Harn klar und bernsteinfarben. Er reagiert sauer und riecht streng bis stechend. Seine Dichte beträgt zwischen 1015 und 1035 g/l.

Ein Normaltrinker scheidet täglich 1000 bis 1500 Milliliter Urin aus, wobei dieser Wert je nach aufgenommener Trinkmenge und Stärke des Schwitzens variiert. Die maximale Ausscheidungsmenge wird in sechs bis acht Portionen abgesetzt.

Der Harn gibt wichtige Hinweise auf Veränderungen (beispielsweise des Stoffwechsels) und Erkrankungen im Körper, insbesondere auf solche der Nieren und harnableitenden Organe. Ein Gesundheits-Check-up schließt eine Harnuntersuchung ein.

Harnbestandteile

Harn
Wichtige Bestandteile des 24-Std.-Urins gesunder Erwachsener

Harnstoff	200 – 600 mmol
Kreatinin	12 mmol
Gesamteiweiß	< 150 mg
Albumin	< 15 mg
Aminosäuren	260 mg
Harnsäure	1,8 – 4,5 mmol
D-Glukose	2 mmol
Natrium	60 – 200 mmol
Kalium	30 – 100 mmol
Chlorid	120 – 240 mmol
Wasserstoffionen (freie)	< 0,001 mmol
Bicarbonat	0 – 50
Ammonium	35 mmol
Calcium	2,5 – 5 mmol
Magnesium	1 – 10 mmol
Phosphat	20 – 45 mmol
Sulfat	20 mmol

Trübt sich der Urin verdächtig ein,
wird ein Arztbesuch das Beste sein.

HARNDRANG

Wer kennt sie nicht, die zappelnde Unruhe und die ängstlichen Blicke nach einer Toilette, egal wo man geht und steht. Viele Betroffene vergewissern sich beispielsweise vor dem Besuch einer Veranstaltung erst einmal, ob ein stilles Örtchen in der Nähe zu finden ist.

Verspürt man einen ständigen Drang nach Wasserlassen, obwohl man anschließend nur kleine Mengen Urin abgeben kann oder es zu unkontrolliertem Ausscheiden einiger Urintropfen kommt, spricht man gemeinhin von einer Reizblase oder überaktiven Harnblase.

Frauen leiden häufiger an übermäßigem Harndrang als Männer. Das Harnlassen selbst kann dabei sogar schmerzlos sein. Um Entzündungen der harnableitenden Wege sowie Blutabgang im Urin als mögliche Ursachen abzuklären, bedient sich der Arzt des sogenannten Urin-Streifen-Testes.

Muskelschwäche des Blasenbodens, nervöse Störungen oder Prostatavergrößerung können ebenfalls Auslöser sein.

Blasen- und Beckenbodentraining sowie Tabletten schaffen in der Regel umgehend Abhilfe. Betroffene sollten deshalb keine Scham empfinden, über Beschwerden im Urogenitalbereich mit dem Arzt zu sprechen.

Wer ständig einen Harndrang spürt,
dessen Weg zum Urologen führt.

Uringewinnung

Zur Harnuntersuchung eignet sich insbesondere der Morgenurin, der wiederum möglichst als Mittelstrahlurin gewonnen werden sollte.

Als Auffangbehälter taugen Gefäße, die entweder in einer Apotheke gekauft oder vom Arzt bzw. Labor mitgegeben wurden. Ausgespülte Gläser oder Becher sollten besser nicht benutzt werden. Denn schon manches Marmeladenglas, das ungenügend gesäubert wurde, hat einen Patienten zum Zuckerkranken gemacht, der er gar nicht war.

In der urologischen Praxis oder Klinik entnimmt man den Urin bisweilen auch mithilfe eines Katheters oder durch die Punktion der Blase. Solche Untersuchungen gehören jedoch unbedingt in die Hände eines Spezialisten.

Nur der Mittelstrahl
sei die erste Wahl.

Mittelstrahlurin

Die erste abgegebene Harnportion am Morgen ist meist durch Bakterien oder Pilze, die den Bereich der äußeren Genitalen besiedeln können, verunreinigt. Für ein zuverlässiges Ergebnis einer Harnuntersuchung ist sie denkbar ungeeignet. Deshalb lässt man diese in die Toilette ab und fängt gezielt den nachfolgenden Urin mithilfe eines Gefäßes auf. Sind 20 bis 30 Milliliter gesammelt, darf man sich wie gewohnt in der Toilette entleeren.

Der Mittelstrahl bringt immerhin
ins Glas den saubersten Urin.

24-Stunden-Sammelurin

Einige Substanzen (Stoffwechselprodukte, Salze oder Gifte) sind nicht in einer einzelnen Urinprobe (Stichprobe) nachweisbar. Sie können erst in größeren Mengen eindeutig bestimmt werden. Hierfür ist die 24-Stunden-Sammlung des Urins hilfreich.

Sie beginnt mit dem ersten Toilettengang am Morgen. Dabei lässt man den ersten Urin in die Toilette ab und notiert die Zeit. Alle weiteren, bis zum nächsten Morgen erfolgten Urinabgaben werden anschließend in einem vom Labor zur Verfügung gestellten Sammelgefäß aufgefangen, zuletzt der Morgenurin des Folgetages. Die Zeit dieser Abgabe wird ebenfalls schriftlich fixiert.

So weit möglich, empfiehlt es sich, Medikamente drei Tage vor Beginn der Urinsammlung abzusetzen, um die Analyseergebnisse im Labor nicht zu verfälschen.

Frauen sollten in der Zeit der Urinabgabe nicht menstruieren. Um keine äußeren Verunreinigungen aufzufangen, bedarf es zudem einer gründlichen Reinigung der Genitalien.

Wichtige Bestandteile des 24-Stundenurins sind: Harnstoff, Harnsäure, Kreatinin, Eiweiße, Glukose, Mineralien wie Kalzium, Magnesium, Phosphat, Sulfat, Kalium, Chlorid, Natrium, Bicarbonat, Ammonium, Wasserstoffionen u.a.

Ist die Analyse gründlich,
Urin am besten 24-stündlich.

Urin-Streifen-Schnelltest

Es handelt sich um ein simples, außerhalb des Labors durchführbares Untersuchungsverfahren, mit dessen Hilfe Veränderung der Urinzusammensetzung nachgewiesen werden können.

Auf einem Kunststoffstreifen sind kleine Testfelder aufgebracht, die die Konzentration verschiedener Substanzen im Urin anhand von Verfärbung bestimmen. Der Streifen mit den festgelegten Prüfsubstanzen wird kurz unter den Mittelstrahlurin gehalten oder in den Urinbecher getaucht, sodass alle Testfelder benetzt sind. Nach einer Wartezeit von etwa drei bis fünf Minuten zeigen sich Verfärbungen der Testfelder, die mit der auf dem Behälter angebrachten Skala verglichen werden.

Mit dem Urin-Streifen-Schnelltest lassen sich Aussagen über folgende Substanzen treffen: weiße und rote Blutkörperchen, Bakterien, Eiweiße, Zucker Hämoglobin, Nitrit, pH-Wert und Urobilin.

Jedoch ermöglichen Teststreifen lediglich eine grobe Orientierung. So kann eine positive Reaktion – Verfärbung der Testfelder – auf vielgestaltige Krankheitsbilder hindeuten: weiße Blutkörperchen im Urin (Leukozyturie) auf eine Entzündung der Nieren und/oder Harnwege, positive Nitritverfärbung auf einen bakteriellen Infekt der Harnwege oder rote Blutkörperchen im Urin (Hämaturie) auf eine Infektion der Harnwege, Niereninfarkt, Nierenblasensteine, Tumore beim Mann in der Prostata und Samenblase. Eiweißausscheidungen im Urin (Proteinurie) sind womöglich Anzeichen einer Schädigung der Nierenkörperchen oder anderer Nierenerkrankungen, weisen auf Verletzungen, Herzschwäche, Bluthochdruck, Entzündungen der Harnwege oder zu starke körperliche Belastung hin.

Glukose lässt Aussagen über den Verdacht auf eine Zuckerkrankheit (Diabetes mellitus) treffen, Bilirubin bzw.

Urobilin über Funktionsstörungen von Leber, Galle oder einer eventuellen Blutstörung. Die Verfärbung des pH-Wert-Testfeldes kann bedingt durch die Ernährung oder eine mögliche Säure-Basen-Haushalts-Störungen (Elektrolytverlust) stark zwischen sauer und basisch schwanken. Basische Reaktionen deuten vor allem auf Harnwegsinfekte hin, während normale Werte eher im sauren Bereich zu finden sind.

Der schnelle Urin-Streifen-Test,
lediglich eine Diagnose vermuten lässt.

HARNFLUSSMESSUNG
(Uroflowmetrie)

Der Urologe empfiehlt eine Harnflussmessung, wenn die Blasenentleerung des Patienten gestört ist.

Als Untersuchungsgerät dient das Uroflowmeter, ein Messgerät mit einem Trichter zum Auffangen des Urins, in dessen Spitze ein Fühler sitzt, der exakt die Harnmenge pro Zeiteinheit bestimmt.

Die Funktionsweise des Gerätes beruht auf dem Wägeprinzip. Die fortlaufende Aufzeichnung bildet die Harnflussmessung genauestens ab. Der Referenzbereich liegt zwischen 20 und 50 ml/s.

Mithilfe der Harnflussmessung ist der Urologe beispielsweise in der Lage, eine Harnröhrenverengung oder Prostatavergrößerung zu diagnostizieren sowie deren Verlauf zu beobachten.

Ist der Harnfluss mal gehemmt,
zeigt die Messung, wo es klemmt.

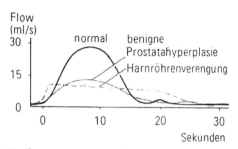

Uroflowmetrie: Kurve der Harnflussmessung

DIALYSE

Die Dialyse (griech. *dialysis* »Auflösung«) ist ein physikalisches Verfahren, mit dessen Hilfe man Teilchen in Abhängigkeit von ihrer Konzentration, Größe und elektrischen Ladung aus Lösungen entfernen kann. Der Stoffaustausch erfolgt über eine halbdurchlässige Membran, auf deren einer Seite Blut bzw. Blutplasma anliegt und auf der gegenüberliegenden eine Dialyselösung.

Die Dialyse findet Anwendung als Blutreinigungsverfahren. Sie wird bei Nierenversagen eingesetzt, um als Nierenersatz harnpflichtige Substanzen als Stoffwechselprodukte aus dem Körper zu schwemmen. Man spricht von Hämodialyse, gemeinhin auch »Blutwäsche«, da die harnpflichtigen Substanzen mithilfe einer, in einer Maschine (Dialysator) befindlichen Waschlösung (Dialysat) aus dem Blut gewaschen werden.

Gewöhnlich wird die Dialyse dreimal pro Woche durchgeführt. Abhängig von der Schwere der Nierenerkrankung kann sie beispielsweise bei akutem Nierenversagen auch alle 12 bis 24 Stunden zum Einsatz kommen. Sie dient überdies als lebensnotwendiger Organersatz für Patienten, die auf eine Spenderniere warten.

Während einer drei- bis vierstündigen Dialysedauer bei normalem Krankheitsverlauf werden in etwa 50 Liter Blut gereinigt. Niereninsuffiziente Patienten erreichen dadurch weitestgehend eine Rehabilitation.

Dialysen über mehrere Jahre hinweg können trotz strenger Überwachung Stoffwechselstörungen sowohl im Knochen-, Eisen-, Kohlehydrat- und Fettstoffwechsel, als auch im Elektrolyt-, Wasser- und Säure-Basen-Haushalt als Folgeerkrankungen hervorbringen.

Eine fortlaufende technische Optimierung des Dialyseverfahrens verspricht eine gute Behandlungsprognose für Patienten, sofern diese sich an dem Krankheitsbild angepasste Verhaltensweisen halten.

Die Dialyse gewährt dem Nierenkranken,
ein gutes Leben mit gewissen Schranken.

PERITONEALDIALYSE

Die Peritonealdialyse ist den meisten wohl unter dem Begriff Bauchfelldialyse bekannt. Es handelt sich um eine besondere Form der Blutwäsche, bei der man mehrmals täglich eine Dialyselösung durch einen Katheter (Tenckhoff-Katheter) in die Bauchhöhle (Peritoneum) fließen lässt, welche die giftigen Stoffwechselprodukte aufnimmt. Nach etwa vier bis acht Stunden ist das Dialysat mit Giftstoffen gesättigt. Es wird über den Katheter abgelassen und durch eine frische Dialyselösung ersetzt.

Das gut durchblutete Bauchfell des Patienten dient als körpereigene Filtermembran, durch die der Austausch der harnpflichtigen Substanzen erfolgt. Im Vergleich zur Hämodialyse gibt es keinen speziellen Gefäßzugang und damit nur ein geringes Blutungsrisiko, da man auf eine Blutverflüssigung verzichten kann. Allerdings können Komplikationen wie eine Entzündung des Bauchfells (Peritonitis, Abszessbildung, abdominale Hernien) auftreten.

Die Bauchfelldialyse wird ebenfalls zur Entfernung von Toxinen, Enzymen, Eiweißabbauprodukten bei Vergiftungen und Entzündungen im Bauchraum als sogenannte therapeutische Peritoneallavage (Lavage, Spülung) genutzt.

Wäsche über Blut und Bauch,
hilft bei der Vergiftung auch.

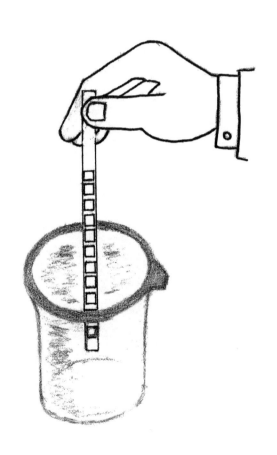

2. Urin – kein unbrauchbares Endprodukt

2.2 Urin – was der Inhalt verrät

URINFARBE

Die Untersuchung des Urins auf Farbe und Trübung kann erste Auskunft über krankhafte Veränderungen geben.

Normalerweise ist der Urin hellgelb und klar, zudem würzig im Geruch. Jedoch kann es zu folgenden Farbveränderungen bzw. Eintrübungen kommen, die auf verschiedenste Erkrankungen bzw. Umstände hindeuten:

- *farblos/wasserklar*: hohe Urinproduktion (Polyurie)
- *tief-gelb*: bei Einnahme hoher Dosen von Vitamin B
- *gelborange*: konzentrierter Urin, Vorhandensein von Abbauprodukten des roten Blutfarbstoffes im Urin (Urobilin, Bilirubin, bei Erkrankungen von Galle und Leber), Verzehr von Rhabarber; Einnahme von Phenacetin
- *bierbraun*: Vorhandensein von Abbauprodukten des roten Blutfarbstoffes im Urin (Bilirubin, Biliverdin, bei Erkrankungen von Galle oder Leber), Einnahme von Nitrofurantoin (antibiotischer Wirkstoff zur Behandlung von Harnwegsinfekten)
- *blaugrün*: Vorhandensein von Abbauprodukten des roten Blutfarbstoffes im Urin (Biliverdin, bei Erkrankung der Galle), Infektion mit Bakterien der Pseudomonas-Gruppe, Medikamente
- *rotbraun*: Blut im Urin, Vorhandensein des Muskeleiweißes Myoglobin, des Hämoglobinderivates Methämoglobin, der Farbstoffe Porphyrin und Urobilin (verantwortlich für Färbung von Urin, Stuhl und Galle), Verzehr von roter Beete, Rhabarber, Karotten, Fuchsin, Einnahme von Medikamenten wie Chinin, Phenytoin, Nitrofurantoin, Aminopyrin, Aminophenazon u.a.
- *braunschwarz*: Blut im sauren Urin, Einnahme von Medikamenten gegen das Parkison-Syndrom, Melanin (braune oder schwarze Pigmente)

Bleibt der Urin längere Zeit stehen, so wird er trübe:
- *wolkige Trübung*: verursacht durch Bicarbonate, Phosphate, Urate, Leukozyten, Bakterien, Pilze
- *milchig*: Störung des Kalziumstoffwechsels, Infektion (eitrig)
- *dunkel*: durch Porphyrine, Medikamente wie Phenacetin, Methyldopa, Metronidazol

Allein anhand dieser Farb- und Trübungsskala lässt sich jedoch keine verbindliche Diagnose stellen. Im Labor sollte überdies gezielt nach den genauen Ursachen gefahndet werden. Die Patienten nach Ernährungsgewohnheiten und Medikamenteneinnahme zu befragen, ist ebenfalls unerlässlich.

Färbt sich der Urin statt gelb, mehr bunt,
gibt es zur Analyse einen Grund.

PH-WERT DES URINS

Der pH-Wert des Urins schwankt zwischen 4,8 und 7,9. Er spiegelt wider, wie viele Säuren und Basen über die Nahrung aufgenommen wurden. Je nachdem, wie hoch die Ausscheidung bestimmter Elektrolyte (Natrium, Kalium, Chlorid, Bicarbonat, Ammoniak) ist, reagiert der Urin sauer oder basisch.

Der konzentrierte Morgenurin ist in der Regel sauer, Gleiches trifft auch bei fleischreicher Ernährung zu. Ernährt sich ein Erwachsener jedoch vorwiegend pflanzlich, reagiert sein Urin alkalisch. Der pH-Wert bei Kinder liegt generell im basischen Bereich.

Bakterien, die den Harnstoff spalten, bewirken durch die Bildung von Ammoniak ebenfalls einen alkalischen pH-Wert, wie im Falle eines Harnwegsinfektes.

Eine Messung des pH-Wertes dient dazu, Störungen des Säure-Basen-Haushaltes zu erkennen. Als Beeinträchtigungen sind die durch die Nieren ausgelöste Azidose oder die durch Kaliummangel hervorgerufene Alkalose zu nennen.

Bleibt der Urin dauerhaft, das heißt länger als ein bis zwei Wochen, im sauren oder im basischen Bereich, ist eine Untersuchung beim Hausarzt unabdingbar.

Der pH-Wert schärft zum Glück
des aufmerksamen Arztes Blick.

SPEZIFISCHES GEWICHT
(Dichte des Urins/Osmolalität)

Das spezifische Gewicht bezeichnet man auch als relative Dichte oder relatives Volumenmaß. Es handelt sich um das Verhältnis der Masse eines homogenen Stoffes zu seinem Volumen. Das spezifische Gewicht wird in kg/m^3 oder g/cm^3 oder mol/m^3 angegeben. Wasser beispielsweise hat eine Dichte von 0,9998 g/cm^3. Sein spezifisches Gewicht liegt zwischen 1,001 und 1,035.

Im Urin ist die relative Dichte abhängig von der Konzentration an Elektrolyten, Glukose, Phosphat und Carbonat.

Bei gesunden Menschen lässt sie sich mit der sogenannten Osmolalität vergleichen, die ebenfalls von der Konzentration an Elektrolyten bestimmt wird. Sie bestimmt bei Körperflüssigkeiten wie Urin, Serum oder Plasma die Verteilung des Wasser zwischen den verschiedenen Zellräumen und wird beispielsweise zur Diagnostik von Störungen der Nieren herangezogen. Die Messung der Osmolalität beruht auf dem osmotischen Druck, der sich aufbaut, wenn zwei wässrige Lösungen mit einer unterschiedlichen Partikelkonzentration durch eine halbdurchlässige Membran getrennt werden. Die Wanderung des Wassers mit der niedrigen zur höheren Konzentration ist die Osmose.

Mithilfe der Messung der Osmolalität ist es möglich, eine Polyurie (vermehrte Harnausscheidung), eine Wasservergiftung oder einen Diabetes mit Polydipsie (gesteigertes Durstempfinden) abzuklären, das heißt das Konzentrationsvermögen der Nieren bei Wasserbelastung im Durstversuch zu ermitteln. Sie liegt im 24-Stunden-Urin der Erwachsenen zwischen 50 und 1200 mmol/kg.

Es sagt uns das spezifische Gewicht,
ob der Urin konzentriert ist oder nicht.

GLOMERULÄRE FILTRATIONSRATE
(GFR)

GFR steht für Glomeruläre Filtrationsrate und ist die wichtigste Größe für die Beurteilung der Nierenfunktion. Sie stellt bislang die sicherste Methode dar, eine gestörte Nierenfunktion frühzeitig zu erkennen, da ihr Wert bereits vermindert ist, lange bevor klinische Zeichen auftreten. Allerdings ist die GRF recht preisintensiv und aufwendig in der Durchführung besonders im Vergleich zur der altbewährten Kreatininbestimmung im Serum.

Die GFR misst das Gesamtvolumen des Blutes, aus dem der Primärharn in einem definierten Zeitintervall gefiltert wird. Im klinischen Alltag wird sie durch Filtration eines bestimmten äußeren (exogenes, körperfremdes Inulin) oder inneren Markers (Harnstoff, Kreatinin, Phosphat) näherungsweise bestimmt. Dazu wird festgehalten, welches Plasmavolumen pro Zeiteinheit von ebenjenem Marker befreit wird.

Die Ermittlung der glomerulären Filtrationsrate ist zudem durch die indirekte oder direkte Bestimmung der sogenannten Clearance (Maß für die Klär- und Entgiftungsleistung der Nieren) von Inulin oder Kreatinin möglich. Im Zuge der indirekten Methode verabreicht man einmalig eine Teststoffinjektion (beispielsweise mit Inulin) und misst anschließend die Abnahme der Serumkonzentration, ohne dass es einer Harnanalyse bedarf. Das direkte Verfahren bestimmt die Harn- und Plasmakonzentration.

Die GFR wird in der Einheit ml/min angegeben.

Eine GFR von 90 gilt als Stadium 1 mit normaler GFR, es folgen Stadium 2 mit 60 bis 89, Stadium 3 mit 30 bis 59, Stadium 4 mit 15 bis 29 und schließlich Stadium 5 mit unter 15, was ein Nierenversagen bedeutet beispielsweise bei Urämie.

Jedes Stadium erfordert eine bestimmte Therapie des Nierenleidens. Die Einstufungen sind international identisch.

GFR ist die modernste Filtration,
oft weiß die Niere nichts davon.

Urinsediment

Urinsediment gewinnt man durch Zentrifugieren des Urins. Als entstandener Bodensatz im Röhrchen wird es anschließend mikroskopisch analysiert. Dazu ist ein Tropfen des Sediments auf einen Objektträger aufzutragen, um dessen Kristalle, Zylinder und Zellen auf Beschaffenheit und Struktur zu untersuchen.

Werden in der Probe rote Blutkörperchen nachgewiesen, kann dies auf eine Entzündung oder Infektion der Nieren und Harnwege beziehungsweise auf Harnsteine oder einen Tumor hindeuten. Erhöhte weiße Blutzellen verweisen ebenfalls auf eine mögliche Infektion der Nierenbecken und Harnwegen sowie auf Prostata beim Mann.

Eine größere Anzahl an stabförmigen Gebilden, sogenannten Zylindern, die durch Ausgelieren von Eiweiß in den Harnkanälchen der Nieren entstehen, zeigen eine Nierenerkrankung an. Abgeschilferte Schleimhautzellen (Epithelien) sowie Bakterien, Pilze und Parasiten sind ebenfalls Anzeichen einer Infektion. Bestimmte Kristalle wie die der Harnsäure, Ureate u.a. können Indikator für eine Harnsteinbildung sein.

Im Bodensatz das Sediment
uns schon die Diagnose nennt.

URINZUCKER

Im Urin gesunder Menschen lässt sich kein Zucker nachweisen, wohingegen der von Zuckerkranken durchaus Rückstände erhält. Mitunter kontrollieren Diabetiker ihre Krankheit durch Messen ebenjenes Urinzuckers.

Diese Methode ist jedoch weitaus ungenauer als die Blutzuckerbestimmung. Erst wenn der Blutzuckerwert 150 bis 180 mg/dl übersteigt, wird Zucker über die Niere ausgeschieden. Der Wert variiert in Einzelfällen jedoch bis zu 300 mg/dl. Diese Ungenauigkeit führt bisweilen dazu, dass Betroffene glauben, ihren Zucker gut eingestellt zu haben, dem aber nicht so ist.

Bei Nierenkrankheiten kann der Wert der Blutzuckerkonzentration, bei dem Zucker mit dem Urin ausgeschieden wird (sogenannte Nierenschwelle), ebenfalls stark schwanken. Der Blutzuckerbestimmung als präzisere Kontrolle ist deshalb stets Vorrang zu gewähren.

Ob Zucker im Urin eines Gesunden vorhanden ist, lässt sich mithilfe eines denkbar einfachen Tests nachweisen. Schmeckt der Urin wirklich süß? In Studentenkreisen erzählt man sich darüber Folgendes: Im Hörsaal steckte der Professor seinen Finger in ein gefülltes Uringlas, anschließend in den Mund und schmeckte ab. Nun forderte er einen Studenten auf, dasselbe zu tun. Dieser überwand sich und tat es ihm nach. Alle applaudieren! Die Bemerkung des Professors:

»Ja, Herr Kollege, Sie sind zwar mutig, aber nicht aufmerksam, sonst hätten Sie bemerkt, dass ich den Zeigefinger ins Uringlas gesteckt, aber den Mittelfinger abgeleckt habe.«

Gelächter im Hörsaal.

Schmeckt der Harn auch zuckersüß,
ist doch die Wertung ungewiss.

URINZUCKERTEST

Der Urinzuckertest eignet sich, um eine erhöhte Zuckerausscheidung im Urin zu überprüfen. Er dient der Therapiekontrolle von Diabetikern, zur Diabetesfrüherkennung und zum Ausschluss einer Schwangeschaftsdiabetes.

Der Test ist denkbar simpel. Es werden Urinteststreifen verwendet, die man wahlweise in den Harnstrahl hält oder in einen Becher frisch gelassenen Urins taucht. Nach wenigen Minuten verfärbt sich das Testfeld und zeigt das Ergebnis an.

Beim Diabetiker ist es wichtig, vor den Kontrollen die Schwelle zu bestimmen, oberhalb derer die Nieren den Zucker ausscheiden. Wenngleich Diabetes mellitus erblich bedingt ist, empfiehlt sich auch unabhängig davon eine engmaschige Kontrolle, sobald Zeichen wie starker Durst, Müdigkeit, Abgeschlagenheit, Juckreiz auftreten. Ein Arzt sollte in jedem Fall konsultiert werden.

Einfach ist der Streifentest,
man stellt damit die Krankheit fest.

ZUCKERNIERE
(Mikroalbuminurie)

Bei der Zuckerniere handelt es sich um einen Folgeschaden einer langjährigen und meist schlecht eingestellten Zuckerkrankheit, der vorrangig die kleinen Gefäße der Niere betrifft.

Um einer derartigen Beeinträchtigung vorzubeugen, sollte der Urin eines Diabetikers einmal im Jahr auf Albumin, das sind kleine Eiweißbausteine, untersucht werden. Diese sogenannte Mikroalbuminurie – die Ausscheidung von geringen Mengen an Albumin – kann zwischen 30 und 300 Milligramm pro Tag liegen.

Die Höhe der Albuminausscheidung bestimmt den Grad der Nierenschädigung. Sie bedarf einer konsequenten Behandlung sowohl durch einen Diabetologen als auch durch einen Nephrologen.

Eine gute Zuckereinstellung schützt am wirkungsvollsten. Die Nieren sollten mit 1,5 bis 2 Liter Mineralwasser oder Tee am Tag gut durchgespült werden.

Hast du Eiweiß im Urin,
achte stets auf Albumin!

Urinkultur

Hat der Urin-Streifen-Schnelltest eine Verfärbung des Testfeldes Nitrit ergeben, besteht der Verdacht, dass sich Bakterien im Urin befinden, die einen Harnwegsinfekt verursachen können. Im Falle dieses positiven Nitritnachweises sollte deshalb eine bakteriologische Untersuchung einer sogenannten Urinkultur durchgeführt werden.

Die Anzahl der Keime und deren Wachstum in der angesetzten Urinkultur geben Auskunft über die Art der Harnwegsinfektion.

Auch der Urin besitzt Kultur,
doch in eingeschränktem Maße nur.

Eiweiss im Urin
(Proteinurie)

Mithilfe eines Urinteststreifens lässt sich rasch feststellen, ob Eiweiß im Urin enthalten ist. Anlass einer solchen Untersuchung gibt zumeist der Verdacht auf Entzündungen der Harnwege oder Nieren.

Der normale Eiweißgehalt im Urin liegt bei 0,15 g/l. Ein erhöhter Wert wird auf dem Teststreifen positiv angezeigt.

Im Zuge der quantitativen Urinuntersuchung lassen sich anschließend Rückschlüsse auf die entsprechende Erkrankung ziehen. So treten massive Eiweißverluste über die Nieren beispielsweise beim nephrotischen Syndrom, bei Glomerulonephritis und bei Tumoren der Nieren und Harnwege auf; weniger massiv äußern sie sich infolge von einer Nierenstauung, diabetischen Nierenerkrankungen, Bluthochdruck, Kollagenosen und Zystennieren, Infektionen von Nieren und Harnwegen und Hämolyse.

Überraschenderweise steigt die Eiweißausscheidung selbst bei Stress, Fieber, enormer Kälte, großer Anstrengung oder bei langem aufrechten Stehen (Hohlkreuz) an. Es sollte deshalb stets genauer differenziert und bei Schmerzen umgehend ein Arzt befragt werden.

Eiweiß im Urin gesichtet,
den Blick schon auf den Arzt gerichtet.

BLUT IM URIN
(Hämaturie)

Nimmt der Urin eine rosa oder rote Farbe an, lässt sich dies auf ein vermehrtes Vorkommen roter Blutkörperchen zurückführen. Eine solche Hämaturie sollte stets ernst genommen und durch einen Arzt abgeklärt werden.

Neben einer Verletzung der Nieren und Harnwege kann das Blut von jeder beliebigen Stelle des Urogenitaltraktes herrühren und Ursache der Verfärbung sein. Sein Vorkommen im Urin warnt frühzeitig vor ernsten Nieren- oder Blasenerkrankungen, wie Infektionen, Steinen, Zysten, Geschwülsten und manchmal sogar Krebs. Eine genauere Differenzierung des Krankheitsbildes ist nur im Labor möglich. Dort wird das Blut in seine Bestandteile wie Erythrozyten, Hämoglobin oder Myoglobin zerlegt und auf unterschiedliche Krankheitsmuster hin untersucht. Die Beurteilung des Urins mit bloßem Auge oder ein Nachweis von Blut mithilfe eines Teststreifens kann dies allein nicht leisten.

Die Nachweisempfindlichkeit des Teststreifens liegt bei zehn Erythrozyten (rote Blutkörperchen) pro Mikroliter Urin. Damit kann eine sogenannte Mikrohämaturie (nur unter dem Mikroskop sichtbar) von der Makrohämaturie (mit dem bloßen Auge sichtbar) unterschieden werden.

Bei einer Hämaturie ist entscheidend, ob sie renal (von den Nieren) oder postrenal (nach den Nieren) zustande gekommen ist. Zudem gilt es, die Ausscheidung von Eiweiß, Erythozyten und Hämoglobin im Urin zu beachten.

Der Teststreifen zeigt im Urin
als ernstes Zeichen Hämoglobin.

NITRIT IM URIN

In der Regel ist der Urin frei von Nitriten. Sie entstehen zumeist durch Einwirkung von Bakterien, die das im Harn enthaltene Nitrat in Nitrit umwandeln. Ihr Vorkommen im frisch gelassenen Urin ist ein sicheres Indiz für ein vermehrtes Auftreten von Bakterien, was wiederum auf eine Harnwegsinfektion hindeutet.

Nitrite werden heute fast ausschließlich mithilfe von Harnstreifentests nachgewiesen. Um einer möglichen Erkrankung der Harnwege gezielt auf den Grund zu gehen, bedarf es zudem einer genauen Bestimmung des Erregers, seiner Anzahl und eventueller Resistenzen. Das Aufsuchen eines Arztes ist unerlässlich.

Findet sich Nitrit im Harn, liegt dem zumeist eine Harnblasenentzündung (Zystitis) oder eine Nierenbeckenentzündung (Pyelonephritis) zugrunde. Fehlende Nitritausscheidung schließt einen Harnwegsinfekt jedoch keinesfalls aus. Lediglich Neugeborenen-Urin enthält keinerlei Nitrit, weshalb ein Test hier ungeeignet ist.

Omas Rat kann aber auch ohne Nitritnachweis befolgt werden: Nieren- und Blasentee gegen Brennen und Schmerzen beim Wasserlassen trinken.

Nitrit und Schmerzen in der Blase
sprechen für Entzündung in erster Phase.

LEUKOZYTEN IM URIN
(Leukozyturie)

Unter einer Leukozyturie versteht man das vermehrte Vorkommen von weißen Blutkörperchen im Urin. Sie wird in der Regel durch Entzündungen der Nieren oder Harnwege verursacht, kann aber, wenn auch nur in geringem Maße, bei körperlicher Belastung und Fieber auftreten.

Sind im ersten Morgenurin mehr als 10 Leukozyten/ml nachweisbar– dies kann mithilfe eines Schnelltestes überprüft werden –, ist von einer bakteriellen Harnwegsinfektion auszugehen. Zur Absicherung bedarf es der Bestimmung des Blut-, Nitrit-, Protein- und Bakteriengehaltes im Urin. Dem Schnelltest sollten deshalb weitere Untersuchungen folgenden.

Der Leuko-Nachweis im Urin
deutet auf Infekte hin.

KETONKÖRPER IM URIN
Ketoazidose

Menschen, die sich zwar kohlenhydratarm, aber fett- und/oder proteinreich ernähren, leiden häufig an Mundgeruch. Ihr Atem riecht süßlich und fruchtig, beinahe ein wenig nach Nagellackentferner.

Die Ursache liegt darin, dass die Körperfette hier aus Mangel an Glucosezufuhr in der Leber zu Ketonen wie Acetessigsäure und beta-Hydroxybuttersäure abgebaut werden.

Der Körper wird infolgedessen mit diesen Ketonen überflutet, was wiederum zu Übersäuerung (metabolische Azidose) führt. Die Ketone werden mit dem Urin ausgeschieden und können eine sogenannte Ketoazidose einhergehend mit Bauchschmerzen, Atemstörungen und Bewusstseinstrübung bis hin zum Koma hervorrufen.

Auch beim Fasten, bei Diabetes mellitus, langjährigem Alkoholmissbrauch oder bei Vergiftungen, wie beispielsweise im Falle einer Harnvergiftung (Urämie) im Zusammenhang mit Nierenversagen, kann eine Ketoazidose auftreten. Sie lässt sich mit dem Streifentest im Urin nachweisen.

Ein niedriger Wert ist nicht von Bedeutung.

Beim Diabetiker im Hungerzustand oder bei länger andauerndem Erbrechen kann ein Versagen des Zuckerstoffwechsels eine Diabetesazidose verbunden mit Aceton-Geruch und Ketonurie auslösen. Dabei handelt es sich um einen medizischen Notfall, der eine umgehende Zuckerregulierung erfordert, um einem Koma mit Todesfolge entgegenzuwirken.

Nimmt der Mensch Ketone wahr,
steigt sie plötzlich, die Lebensgefahr.

BILIRUBIN IM URIN

Bilirubin ist das Abbauprodukt des roten Blutfarbstoffes (Hämoglobin). Im Harn findet man es in der Regel nur in minimalen Konzentrationen oder in Form seiner Vorstufen Urobilinogen und Urobilin.

Schädigungen der Leber (Leberzirrhose, Hepatitis) oder Blockierungen des Galleabflusses (Gallensteine, Entzündungen, Tumoren) sind die häufigsten Ursachen für sein vermehrtes Vorkommen.

Das wasserunlösliche Bilirubin wird in der Leber an Glucuronsäure gebunden und damit in seine wasserlösliche Form überführt. Die wiederum gelangt über die

Galle in den Darm und wird als bräunlicher Stuhlfarbstoff ausgeschieden. Nur einen verschwindend geringen Teil absorbieren die Nieren, der im Test kaum nachweisbar ist.

Steigt der Bilirubinspiegel im Blut über die Norm (über 0,1 mg/dl bzw. 2 μmol/l), kommt es zur einer verstärkten Ausscheidung des Abbauproduktes. Der Urin färbt sich dunkelgelb bis rotbraun, eine Gelbfärbung der Haut, Schleimhäute und weißen Lederhaut des Auges – allgemein bekannt als – »Gelbsucht« – ist ebenfalls möglich.

Neugeborene können in den ersten Stunden nach der Geburt eine sogenannte Neugeborenengelbsucht ohne Krankheitswert mit auf die Welt bringen, da die Leber noch nicht vollständig ausgereift ist.

Bilirubin-Werte im Blut steigen oftmals auch infolge von Proteinurie, Hämaturie und Bakteriurie an.

Die Ausscheidung von Bilirubin
färbt ihn dunkel, den Urin.

UROBILINOGEN UND UROBILIN IM URIN

Urobilin gehört zu den Gallenfarbstoffen und ist ein Abbauprodukt des Bilirubins, das wiederum ein Abbauprodukt des Blutfarbstoffs Hämoglobin ist. Es entsteht beim gesunden Menschen im Zuge des Abbaus der roten Blutkörperchen.

Bilirubin wird in der Leber an Glucuronsäure gebunden und über die Galle in den Darm absorbiert. Durch bakterielle Reduktion gelangt es von dort in geringen Menge zurück ins Blut und wird anschließend als Urobilinogen über die Nieren ausgeschieden. Den Anteil des ausgeschiedenen Urobilinogens bestimmt man mittels Schnellteststreifen oder im Labor durch eine Farbreaktion.

Steht der Urin längere Zeit, wandelt sich Uribilinogen in Urobilin um. Der Urin färbt sich dunkelgelb bis rötlich.

Eine erhöhte Ausscheidung tritt bei Lebererkrankungen wie Hepatitis, Leberzirrhose, Stauungsleber, Leberzellkarzinom, Behinderung des Gallenabflusses aber auch bei toxischer oder infektiöser Leberzellschädigung auf. Eine Dunkelfärbung des Urins legt stets den Verdacht einer Galle- oder/und Leberstörung nahe und bedarf ärztlicher bzw. internistischer Abklärung.

Wird er dunkel der Urin,
führt der Weg zum Doktor hin.

HARNSTOFF
(lat. *urea*)

Harnstoff ist das Endprodukt des Eiweißstoffwechsels im menschlichen Organismus und bildet sich vorwiegend in der Leber aus Ammoniak und Kohlendioxid. 90 Prozent werden über die Nieren ausgeschieden, 10 Prozent über die Schweißdrüsen oder den Darm.

Unter normalen Bedingungen sind Harnstoffkonzentrationen im Blutserum und Harnstoffausscheidungen im Urin von der Eiweißzufuhr abhängig. Im Blutserum tritt er mit einer Konzentration von 3,6 bis 8,9 mmol/l auf. Im 24-Stunden-Urin von Patienten, die sich ausgewogen ernähren, lassen sich 330 bis 420 mmol/dl nachweisen.

Harnstoff wird aus dem Blut herausgefiltert. Über den Harnstoffspiegel kann der Arzt demzufolge die Nierenfunktion beurteilen.

Eine vermehrte Harnstoffausscheidung tritt bei allen Erkrankungen mit erhöhtem Eiweißzerfall, insbesondere bei

Nierenerkrankungen, Durchblutungsstörungen, starkem Wasserverlust verursacht durch Schock, Intoxikationen, Hämolyse, oder Nierenschwäche auf.

Vermindert ist der Harnstoff bei Beeinträchtigungen der Leber. Sobald die Harnstoffkonzentration stark differiert, sollte die Ursache der Veränderung erforscht werden.

Will Stickstoff aus dem Körper flüchten,
kann das nur der Harnstoff richten.

KREATIN/KREATININ IM URIN

Kreatin ist eine Substanz, die für die Kontraktion der Muskeln benötigt wird. Kreatinin ist ein Abbauprodukt dieses Stoffes. Die Konzentration von Kreatinin im Blut ist abhängig von der Muskelmasse und dem jeweiligen Lebensalter des Patienten.

Der menschliche Körper scheidet das Kreatinin über die Nieren mit dem Urin aus. Funktionieren die Nieren normal, wird es nahezu vollständig über die Nierenkörperchen (Glomeruli) filtriert. In der Medizin dient Kreatinin deshalb dazu, die Nierenfunktion zu überprüfen.

Die Normalwerte im Urin liegen für Frauen bei bis zu 162 µmol/kg und für Männer bei bis zu 230 µmol/kg.

Der Arzt bestimmt den Kreatininwert beispielsweise bei Verdacht auf eine akute oder chronische Nierenkrankheit, Nierenversagen, bei Menschen mit Bluthochdruck (Hypertonie), Diabetes mellitus, bei Therapie mit Medikamenten, die die Niere schädigen könnten, oder Beeinträchtigungen durch Gifte oder Zerfall roter Blutkörperchen (Hämolyse).

Muskelverletzungen, akute und chronische Funktionsstörungen der Nieren, Flüssigkeitsverlust, Herzinsuffizienz aber auch der exzessiver Verzehr von Fleisch lassen die Konzentration von Kreatinin stark ansteigen. Verminderte Muskelmasse, Schwangerschaft oder Untergewicht können zu niedrigen Werten führen. Eine geringgradige Störung der Nierenfunktion, eine Einschränkung unter 50 Prozent, kann mit dem Kreatininwert jedoch nicht erfasst werden. Dies prüfen Ärzte wiederum mit der Kreatinin-Clearance.

Der Kreatinin-Nachweis im Urin
weist auf Nierenstörung hin.

KREATININ-CLEARANCE

Will der Mediziner die Nierenfunktion überprüfen oder bei eingeschränkter Nierenfunktion den Verlauf der Erkrankung und die Medikamenteneinwirkung kontrollieren, bestimmt er die sogenannte Kreatinin-Clearence – einen Wert, der Auskunft über die Filtrationsleistung der Nieren gibt. Clearence bedeutet, in welcher Zeit das Blut von Kreatinin gereinigt wird.

Die Kreatinin-Clearance lässt sich im Blutserum oder 24-Stunden-Urin ermitteln. Es wird exakt das Plasmavolumen gemessen, das innerhalb einer Zeiteinheit durch Harnbildung vom harnpflichtigen Stoff Kreatinin gereinigt wird. Diese Methode erlaubt eine Früherkennung von Nierenschäden bzw. deren Funktionseinschränkung sehr früh zu erkennen.

Bis zum 30. Lebensjahr liegt die Kreatinin-Clearence für Frauen bei 71 bis 121 ml/min, für Männer zwischen 74 und 120 ml/min. Danach fällt sie mit jedem Lebensjahrzehnt um bis zu 10 ml/min ab.

Der Wert zeigt sich im Anfangsstadium einer Nierenstörung, bei Zuckerkrankheit oder auch bei einer

Frühschwangerschaft erhöht. Niedrige Clearencewerte sieht man bei akuten Nierenversagen, chronischer Niereninsuffizienz oder bei längerer Behandlung mit nierenschädigenden Medikamenten wie zum Beispiel Schmerzmittel wie Phenacetin und Paracetamol; Antibiotika wie Gentamycin oder Cimetidin; Zytostatika (Mittel zur Krebsbehandlung) und einigen Entwässerungsmitteln.

Die Kreatinin-Clearence zeigt zeitig schon die frühe Störung unsrer Nierenfunktion.

HARNSTEINE
(Urolithiasis)

Harnsteine sind Ablagerungen in den Nierengängen oder ableitenden Harnwegen. Sie treten im Nierenbecken, den Harnleitern und in der Blase auf. Männer (12 Prozent) sind gegenüber Frauen (etwa 5 Prozent) weitaus häufiger betroffen, bei Kindern liegt das Steinrisiko wesentlich niedriger (1 Prozent). Eine ausreichende Flüssigkeitszufuhr von 1,5 bis 2,5 Litern pro Tag kann einer Bildung dieser Ablagerungen vorbeugen.

Passiert der Stein die Harnwege, treten plötzlich kolikartige Schmerzen, Übelkeit und Erbrechen auf. Dieser Zustand kann von wenigen Minuten bis zu mehreren Stunden anhalten. In 90 Prozent der Fälle kommt es zu einer Hämaturie (Blut im Urin). Die Harnsteine (Konkremente), die Auslöser hierfür sind, sollten gesammelt und analysiert werden. Ihre Zusammensetzung ermöglicht Rückschlüsse auf die Entstehung.

Nierensteine lassen sich anhand ihrer chemischen Zusammensetzung unterteilen. Am häufigsten treten sie als Kalziumoxalatsteine (60 bis 70 Prozent) – einem Gemisch aus Hydroxylapatit und Harnsäure – auf. Reine

Harnsäuresteine kommen selten vor (5 bis 10 Prozent) und werden im Röntgenbild nicht sichtbar. Cystin-, Ammonium-, Magnesium- und Kalziumphosphatsteine (10 bis 20 Prozent) finden sich in unterschiedlicher Anzahl. Ihre Bildung deutet in vielen Fällen auf eine Störung des Stoffwechsels hin (Knochenerkrankung, Gicht, Darm- und Nierenerkrankung).

Für Patienten, die zu Nierensteinbildung (Nephrolithiasis) neigen, ist die regelmäßige Kontrolle ihrer Stoffwechselfunktion durch einen Arzt unerlässlich.

Viel Wasser, außen und innerlich,
verhindert Nierensteine sicherlich.

URÄMIE
(Harnvergiftung)

Als Urämie bezeichnet man die Vergiftung des Blutes mit harnpflichtigen Substanzen.

Zumeist ausgelöst durch eine fortschreitende Niereninsuffizienz, geht die Regulation des Elektrolyt-, Wasser- und Säure-Basen-Haushaltes im Körper verloren. Die Nieren sind nicht mehr in der Lage, harnpflichtige Substanzen in ausreichender Menge mit dem Harn auszuscheiden.

Die Harnvergiftung verläuft in verschiedenen Stadien. Der Körper versucht die Nierenschwäche dabei so lange wie möglich selbst auszugleichen. Gelingt dies nur noch unzureichend, können Übelkeit, Erbrechen und Durchfälle, Wasseransammlungen in der Lunge, im Herzbeutel, Nervenveränderungen, Krampfneigung, Bewusstlosigkeit bis zum urämischen Koma auftreten. Neben strenger Diät, Kontrolle von Wasser- und Mineralienzufuhr, kommt die Dialyse zum Einsatz. Eine Nierentransplantation kann in schweren Fällen ebenfalls notwendig werden.

Die Beurteilung des Ausmaßes einer Urämie lässt sich anhand folgender im Serum und Urin nachweisbarer Konzentrationen bestimmen: Harnstoff, Kreatinin, GFR, Wasser, Mineralstoffe.

Die Dialyse ist bei der Niereninsuffizienz
letztendlich die beste Konsequenz.

ALBUMIN IM URIN
(Albuminurie)

Albumin ist der Haupteiweißbestandteil des Blutplasmas. Es wird in der Leber aus einfachen Aminosäuren gebildet und verantwortet die Flüssigkeitsverteilung im Körper. Zudem transportiert es freie Fettsäuren, Hormone, Bilirubin und Medikamente im Blut. Unter normalen Bedingungen wird es in geringen Mengen mit dem Urin ausgeschieden (Proteinurie).

Albumin kann deshalb sowohl mit Urinteststreifen bestimmt, als auch im 24 Stunden-Sammelurin nachgewiesen werden. Die Werte liegen unter 30 mg/l bzw. unter 3,0 mg/dl.

Wenn die Niere ernsthaft erkrankt ist (Nephropathie), insbesondere bei Gefäßstörungen infolge einer Zuckerkrankheit (Nephrosklerose) oder bei Bluthochdruck, sind die Werte fortwährend erhöht. Vorübergehend können sie das auch bei Fieber, körperlicher Belastung und Verabreichung bestimmter Medikamente, wie Glucocorticoiden, sein.

Eine engmaschige Kontrolle ist deshalb wichtig.

Nicht jedes Eiweiß im Urin
ist ernst zu nehmen wie Albumin.

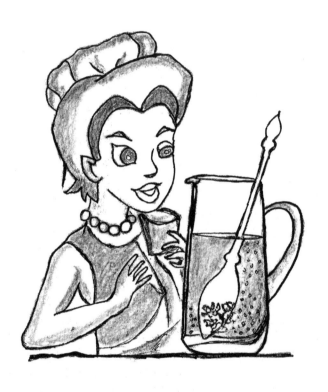

3. LEBENSNOTWENDIGE NÄHRSTOFFE

3.1 Mineralien und Spurenelemente

MINERALSTOFFE

Mineralstoffe sind anorganische Stoffe, die der Körper nicht selbst herstellen kann und die deshalb mit der Nahrung zugeführt werden müssen.

Sie sind lebenswichtig für die Erhaltung der Körperfunktionen, den Aufbau körpereigener Substanzen und Zellen sowie die Stoffwechselprozesse.

Zu den essentiellen (lebensnotwendigen) Mineralstoffen zählen Kalzium, Natrium, Magnesium und Phosphor.

Kalzium ist für den Aufbau und die Stabilität von Knochen und Zähnen verantwortlich, Natrium reguliert den Elektrolyt-, Wasser- und Säure-Basen-Haushalt des Körpers sowie die Enzymaktivität, Magnesium und Phosphor stellen Energie für die Muskeln bereit.

Kalium, Chlorid oder Schwefel lassen sich ebenfalls unter dem Begriff Mineralstoffe zusammenfassen. Sie kommen hauptsächlich in kleinen Mengen vor und werden über die Nahrung, insbesondere die Flüssigkeitszufuhr, aufgenommen und über die Nieren wieder ausgeschieden.

Fehl- oder Mangelernährung sowie übermäßige Flüssigkeitsverluste können den Mineralstoffhaushalt des Körpers empfindlich stören und mitunter schwerwiegende Erkrankungen auslösen.

Eine ausgewogene Zufuhr an Mineralstoffen sollte deshalb stets kontrolliert werden.

Trinken und Essen soll sich lohnen,
allein für die Mineralstofffunktionen.

PH-WERT

Die Abkürzung pH steht für *pondus hydrogenii*, was ins Deutsche übertragen soviel wie Maß für Wasserstoffionenkonzentration (H) bedeutet. Der pH-Wert zeigt die saure (unter 7), neutrale (7) oder basische (über 7) Reaktion einer Flüssigkeit an, beispielsweise einer Blut- oder Urinprobe. Die pH-Wert-Skala reicht von 0 bis 14, wobei 0 den stärksten Säuregrad und 14 die höchste basische Reaktion markiert. Der neutrale Punkt liegt bei 7. Ihn weist reines Wasser auf.

Im menschlichen Körper werden unterschiedliche Säuregrade gemessen:
· Blut und Serum: 7,4
· Darmflüssigkeit: 8,0
· Galle: 7,5 bis 8,5
· Harn: 4,8 bis 7,9
· Magensaft: 1,2 bis 3,0
· Milch: 6,5 bis 6,9
· Speichel: 6,9

Der pH-Wert, der unserem Körper ein bestmögliches Funktionieren ermöglicht, liegt im Blut bei 7,4.

Schon minimale Abweichungen führen zu massiven, bisweilen lebensbedrohlichen Störungen im Stoffwechsel, beispielsweise zu einer Übersäuerung des Blutes und des Körpers (metabolische Azidose) oder zum Anstieg des Blut-pH-Wertes auf über 7,4 (metabolische Alkalose).

Der Körper außer »Rand und Band«,
der Blut-pH-Wert bleibt konstant.

ELEKTROLYTE

Als Elektrolyte bezeichnet man chemische Verbindungen, die im flüssigen Zustand in ihre positiv oder negativ geladenen Teilchen (Ionen) zerfallen und elektrischen Strom leiten können. Im menschlichen Körper kommen sie zumeist in den Gewebeflüssigkeiten und im Blut vor. Zu den wichtigsten Elektrolyten zählen Kalium, Natrium, Kalzium, Magnesium, Chlorid und Phosphat. Ihre Konzentration und Verteilung im Körper bestimmen den sogenannten Elektrolythaushalt.

Elektrolyte regulieren unter anderem die Herz- und Skelettmuskelerregbarkeit, die Blutgerinnung, den Wasserhaushalt und den Blutdruck. Sie werden gewöhnlich in ausreichenden Mengen mit der Nahrung aufgenommen.

Der empfindliche Elektrolythaushalt kann jedoch schnell aus dem Gleichgewicht geraten. Ein Mangel tritt bei Verdauungsstörungen, Nierenschäden, erhöhtem Elektrolytverbrauch während der Schwangerschaft und in der Stillzeit sowie während des Wachstums auf.

Um einen Ausgleich zu schaffen, können Elektrolyte gezielt mit der Nahrung zugeführt oder über Infusionen verabreicht werden.

Was bestimmen Elektrolyte?
Diffusion und Wassergüte.

SPURENELEMENTE

Bei Spurenelementen handelt es sich um Mineralstoffe, die in äußerst geringen Mengen im Körper vorkommen (daher die Bezeichnung »in Spuren«), aber nicht minder lebenswichtig für die Regulationsmechanismen der Zellen und Organe sind. Da der menschliche Organismus sie nicht selbst bilden kann, müssen sie von außen zugeführt werden.

Neben den lebenswichtigen Spurenelementen Eisen, Zink, Kupfer, Jod, Fluor und Selen gibt es neutrale und eher schädliche Spurenelemente wie Blei, Quecksilber und Arsen, die toxisch wirken können.

Die gesundheitsfördernden Spurenelemente sind ähnlich wie Vitamine oftmals wesentliche Bestandteile von Enzymen, Hormonen (Jod) oder des roten Blutfarbstoffs Hämoglobin (Eisen).

Eine langanhaltende Unterversorgung ruft erhebliche Mangelerscheinungen und Erkrankungen hervor. So führt Eisenmangel beispielsweise zur Anämie, beeinflusst Jodmangel Struma und Selenmangel Nervenstörungen. Überdosierungen können hingegen in Vergiftungserscheinungen und Gesundheitsschäden enden.

Der Gehalt an Spurenelementen lässt sich im Blut, Urin und Schweiß nachweisen.

Wie das bei Spurenelementen ist?
Die Dosis entscheidet übers Gift.

Natrium

Natrium gehört zu *den* Mineralstoffen des Körpers, deren größter Teil sich außerhalb der Körperzellen befindet und zu 40 Prozent im Knochengewebe eingelagert ist. Es hält den Wasserhaushalt des Körpers aufrecht und gewährleistet die Funktionsfähigkeit der Körperzellen. Natrium ist der Gegenspieler von Kalium, das sich vorwiegend im Zellinneren befindet.

Bei Verdacht auf Erkrankungen bzw. Störungen im Wasser- und Elektrolythaushalt ist seine Konzentration im 24-Stunden-Urin und im Blut messbar. Seine Normwerte liegen zwischen 158 und 164 mmol/l beziehungsweise 135 und 145 mmol/l im Blut.

Massiver Wasserverlust infolge von Erbrechen, Durchfall, hohem Fieber und starkem Schwitzen kann den Natriumgehalt ebenso erhöhen wie das Trinken von Meerwasser oder das Verabreichen einer überstarken Infusionslösung. Auch Erkrankungen wie Diabetes insipidus und chronisches Nierenleiden lassen die Werte ansteigen. Dagegen sinken sie bei Einlagerung von Wasser im Körper (Hypovolämie), wie es bei Herz- und Nierenschwäche, Leberzirrhose oder Schilddrüsenunterfunktion der Fall ist, sowie bei Erbrechen, Durchfällen, starken Blutungen, Verbrennungen, Nebennierenerkrankung (Addison-Krankheit) und unter Gabe von harntreibenden Medikamenten (Diuretika).

Natrium wird in der Regel gemeinsam mit Kalium und Chlorid bestimmt, um eine Aussage über den Elektrolyt- und Wasserhaushalt des Körpers treffen zu können.

Die ärztliche Kontrolle im Falle eines Natriummangels oder -überschusses ist angezeigt.

Außerhalb unsrer Körperzellen
ist vorwiegend Natrium festzustellen.

Chlorid

Chlorid ist ein negativ geladenes Ion. Gemeinsam mit dem positiv geladenen Natrium kommt dem Elektrolyt eine wichtige Rolle bei der Wasserverteilung innerhalb und außerhalb der Körperzellen zu. Gemeinhin kennen wir diese Natriumchlorid-Verbindung als Kochsalz.

Große Mengen Chlorid kommen im Magen vor, der Salzsäure für die Verdauung produziert, sowie in den Zellen der Schweißdrüsen.

Chlorid wird über den Dünndarm aufgenommen und von den Nieren ausgeschieden. Störungen des Säure-Basen- und Wasserhaushaltes geben Anlass, seinen Gehalt zu bestimmen. Im 24-Stunden-Urin beträgt der Anteil im Durchschnitt 110 bis 250 mmol/l, im Blutserum oder Blutplasma 97 bis 108 mmol/l.

Bei chronischem Erbrechen, Einnahme harntreibender Medikamente, erhöhtem Blut-pH-Wert ist die Kochsalzzufuhr vermindert. Ein niedriger Chlorid-Wert liegt vor. Eine erhöhte Konzentration kann hingegen Hinweis auf eine Übersäuerung des Körpers geben. In seltenen Fällen ist sie Ausdruck einer genetischen Störung, des sogenannten Bartter-Syndroms.

Die Regulierung des Chlorid-Wertes erfolgt über Wasser- und Kochsalzgabe beziehungsweise -entzug.

Kochsalz sparen ist das Ziel,
meistens nimmt der Mensch zu viel.

KALIUM
(engl. *potassium*)

Als Gegenspieler des Natriums reguliert Kalium den Wasserhaushalt und das Säure-Basen-Gleichgewicht im menschlichen Organismus. Gleichzeitig ist es für die Funktionstüchtigkeit der Muskeln und Nerven verantwortlich.

98 Prozent des Kaliums kommen in, lediglich 2 Prozent außerhalb der Körperzellen vor.

Es kann im Blutserum, Blutplasma oder Urin nachgewiesen werden. Die Normalwerte liegen zwischen 3,6 und 4,8 mmol/l im Blut und zwischen 50 und 100 mmol/ Tag im 24-Stunden-Urin.

Kalium wird bei einer Elektrolytkontrolle ebenfalls bestimmt. Erheblicher Elektrolyt- und Wasserverlust, verursacht durch Durchfall und Erbrechen, akute und chronische Nieren- oder Nebennierenerkrankung sowie Herzrhythmusstörungen machen eine derartige Untersuchung unabdingbar. Zudem werden seine Werte bei der Überwachung des Säure-Basen-Haushaltes im Rahmen einer Infusionstherapie überprüft.

Ein erhöhter Kaliumwert kann auf eine Einschränkung der Nebennieren oder Nierenversagen hindeuten. Er tritt ebenfalls bei Verletzungen oder großflächigen Verbrennungen, Hämolyse, nach Operationen, als Begleiterscheinung einer Krebstherapie mit Zytostatika, oder bei Azidose, zum Beispiel bei diabetischer Ketoazidose auf. Auch die Einnahme von Kaliumpräparaten, ACE-Hemmern oder kaliumreicher einseitiger Kost (Kartoffeln, Nüsse, Fleisch, Fisch, Geflügel, Bohnen, Bananen, Schokolade) bedingen einen Anstieg.

Dagegen zeigt sich der Wert bei Missbrauch von Abführmitteln, harntreibenden Substanzen, bei bestimmten Erbkrankheiten, Magnesiummangel und Hyperaldosteronismus (übermäßige Sekretion des Hormons

Aldosteron aus der Nebennierenrinde) erniedrigt. Kortisonpräparate und der Verzehr von Lakritze lassen den Kaliumspiegel ebenfalls abfallen.

Im Zuge des Kaliumnachweises im Blut kann es vorkommen, dass die Blutprobe zu lange steht, bevor sie verarbeitet wird. Dadurch tritt das Kalium der Erythrozyten ins Serum über.

Kalium ist dem Körper nicht egal,
vor allem dem Zellenpotential.

KALZIUM
(lat. *calx* »Stein«, »Kalkstein«)

Kalzium, gemeinhin auch als Kalk bezeichnet, befindet sich fast ausschließlich in den Knochen und Zähnen (98 Prozent) des Menschen, verleiht diesen Stabilität und Festigkeit. Es ist maßgeblich an unzähligen Stoffwechselvorgängen beteiligt: an der Blutgerinnung, der Erregbarkeit von Nerven und Muskeln sowie der Bildung verschiedener Hormone und Enzyme. Der Mensch benötigt täglich etwa 6 mmol/l Kalzium. Seine Konzentration im Serum beträgt 8,6 bis 10,3 mg/dl, was 2,2 bis 2,6 mmol/l entspricht.

Im 24-Stunden-Urin sollte der Gehalt bei Frauen unter 7,5 mmol/l, bei Männern unter 6,2 mmol/l liegen.

Bettlägerigkeit und harntreibende Medikamente (Tamoxifen) können den Kalziumspiegel ebenso ansteigen lassen wie Sarkoidose, bösartige Tumore und Metastasen, eine Überfunktion von Schild- und Nebenschilddrüse (Parathormon) sowie der Nebennierenrinde. Vitamin-D- und A-Überdosierung und Harnsteinleiden, wie beispielsweise die Ablagerung von Kalziumoxalat-Steinen, erhöhen ihn ebenfalls.

Alkoholmissbrauch, Bauchspeicheldrüsenentzündung, chronisches Nierenversagen, Verdauungsstörungen und kalziumarme Ernährung senken die Kalziumkonzentration im Blutserum gleichermaßen. Dieser erniedrigte Wert löst Müdigkeit, Muskelschwäche, bisweilen Tetanie (Muskelkrampf) aus. Letztere tritt nicht selten nach einer Schilddrüsenoperation auf. Grund dafür kann eine versehentliche Schädigung oder gar Entfernung der angrenzenden Nebenschilddrüsen sein, die den Kalzium- und Phosphorhaushalt regulieren.

Osteoporose infolge von Kalziummangel (Verminderung der Knochenmasse), kommt hauptsächlich bei älteren Menschen vor. Zur Prävention trägt eine kalziumreiche Ernährung, bestimmt vor allem durch Milch und Milchprodukte, sowie eine ausgewogene Zufuhr an Vitaminen bei.

Kalzium gibt den Knochen Halt,
deshalb Milch für Jung und Alt.

MANGAN

Mangan ist ein lebensnotwendiges Spurenelement, das eine wichtige Rolle bei einer Vielzahl von Stoffwechselprozessen spielt. Es ist im menschlichen Körper vorwiegend in den Knochen gebunden und kann darüber hinaus in Leber, Nieren, Muskeln und Haarpigmenten festgestellt werden.

Als Bestandteil wichtiger Enzyme ist es am Aufbau von Knochen-, Knorpel- und Bindegewebe, an der Freisetzung von Insulin sowie an der Produktion der Botenstoffe Melanin und Dopamin beteiligt.

Mangan mindert Erschöpfungszustände, Reizbarkeit und unterstützt die Muskelreflexe. Vollblut enthält 110 bis

200 nmol/l, das Blutserum noch 5 bis 20 nmol/l dieses Spurenelementes.

Der tägliche Bedarf an Mangan wird bei einer ausgewogenen Ernährung leicht gedeckt, da es Bestandteil nahezu aller Getreideprodukte und Hülsenfrüchte ist. Ein Manganmangel gilt daher als so gut wie ausgeschlossen.

Eine Überdosierung kann in selten Fällen auftreten, so beispielsweise bei Einnahme hoch dosierter Manganpräparate über einen längeren Zeitraum hinweg, und zu Vergiftungserscheinungen führen. Derartige Krankheitsbilder zeigen sich beispielsweise bei Arbeitern im Manganerzbau, die fortwährend Mangandämpfen und -stäuben ausgesetzt sind. Diese chronische Form der Manganvergiftung äußert sich durch unterschiedlich stark ausgeprägte, parkinsonähnliche Symptome wie Zittern, Muskelsteifheit sowie Störungen der Konzentration und des Gedächtnisses. Bei Verdacht sollte eine intensive Untersuchung von Blut und Nervensystem, insbesondere des Gehirn-Stoffwechsels, erfolgen.

Erkrankte können durch Behandlung mit Selen und Dopaminsubstitution wieder geh- und arbeitsfähig gemacht werden.

Die Manganaufnahme wird stets durch Kalzium, Phosphat und Eisen beeinflusst. Deshalb sollten die Spiegel dieser Elemente bei der Bestimmung einer Überdosierung oder einer Mangelerscheinung ebenfalls berücksichtigt werden.

Mangan – ein stilles Element,
das kaum einen Mangel kennt.

ZINK

Zink gehört ebenfalls zu den essentiellen Spurenelementen und hat Einfluss auf Haut, Augen, die körpereigene Abwehr, den Säure-Basen-Haushalt, die Wirkung verschiedener Hormone und die Geschmackswahrnehmung. Es ist zudem notwendig für die Herstellung und den Abbau von Kohlenhydraten, Lipiden und Proteinen.

Im Vollblut oder Blutserum lässt es sich in unterschiedlicher Höhe nachweisen; im Vollblut im Referenzbereich zwischen 4,0 und 7,5 mg/l bzw. 75 bis 120 µg/dl.

Wird nicht genügend Zink über die Nahrung aufgenommen, kann alsbald Zinkmangel einsetzen. Dies geschieht beispielsweise bei Unterernährung, Erkrankung des Dünndarms, Alkoholkrankheit, chronischer Lebererkrankung, Diabetes mellitus, rheumatischen Erkrankungen oder akuten und chronischen Infektionen und Gewebsverletzungen. Durch die entstandene Zinkunterversorgung verzögert sich die Wundheilung, es entstehen entzündliche Hauterkrankungen und das Infektionsrisiko steigt.

Zinkvergiftungen treten selten auf, wenn dann im Falle von Schilddrüsen- und anderen Hormonstörungen.

In der Nahrung ist Zink vorwiegend in Haferflocken, Käse, Rindfleisch, Geflügel, Eiern, Nüssen, Innereien und Austern enthalten. Um optimal mit Zink versorgt zu werden – empfohlen wird eine Tagesdosis von 10 mg – ist eine abwechslungsreiche Mischkost aus jenen zinkhaltigen Lebensmitteln ideal.

Zink stärkt das Immunsystem,
als Aktivator sehr bequem.

SELEN

Für den Organismus ist Selen lebenswichtig. Als Bestandteil einiger Enzyme, wie der Glutathionperoxidase, beeinflusst es wichtige Stoffwechselfunktionen im Körper. Selen kommt eine wesentliche Rolle bei der Entgiftung und der körpereigenen Abwehr zu. Zudem schützt es die Haut vor UV-Strahlung und beugt der Zellalterung vor.

Erwachsene haben einen täglichen Selenbedarf von 30 bis 70 Mikrogramm. Es wird vorwiegend über feste Nahrung aufgenommen und findet sich insbesondere in Fisch, Fleisch, Leber und Getreibeprodukten.

Ein Selenmangel tritt sowohl bei eiweißarmer Ernährung als auch in Regionen auf, wo Nahrungsmittel aus selenarmen Böden gewonnen werden. Zudem kann er Ursache oder Begleiterscheinung bestimmter Krankheiten sein, beispielsweise bei chronischer Niereninsuffizienz, künstlicher Ernährung oder einseitiger Diät, Leberzirrhose, Herz-Kreislauf- und Hirnerkrankungen, Rheumatoid-Arthritis und Mukoviszidose. Selenmangel geht mit einer erhöhten Anfälligkeit für Infektionen, Nagelveränderungen, dünnen und blassen Haaren einher.

Selenvergiftungen gelten hingegen als sehr selten, ein genaues Beschwerdebild ist nicht bekannt.

Die Referenzwerte im Blutserum und -plasma sind stark alters- und ernährungsabhängig, bewegen sich aber in der Regel zwischen 0,46 und 1,50 µmol/l), im Sammelurin zwischen 0,18 und 0,95 µmol/24 h).

Selen in den Enzymen
kann sehr wohl der Abwehr dienen.

EISEN
(lat. *ferrum*)

Eisen gilt als das häufigste Spurenelement im menschlichen Körper. Es ist Bestandteil des roten Blutfarbstoffes, des Hämoglobins, sowie des roten Muskelfarbstoffes, des Myoglobins. Eisen wird für die am Zellstoffwechsel beteiligten Enzyme benötigt und ist als solches unentbehrlich für den Sauerstofftransport zu den Zellen und Geweben.

Vom Darm aufgenommen, gelangt es als Transporteisen – eiweißgebundenes Transferrin – in alle Organe, insbesondere in die Leber, und wird dort als Ferritin gespeichert.

Zur Diagnostik ist das Ferritin zumeist besser geeignet als das Eisen im Blutserum oder Blutplasma.

Die Normwerte im Blut schwanken altersabhängig, sollten aber zwischen 40 und 160 µg/dl bzw. 7 und 30 µmol/l liegen.

Erhöhte Eisenwerte werden entweder als erbliche Hämochromatose (Eisenspeicherkrankheit) erkannt oder treten bei hämolytischer Anämie, gestörter Blutbildung im Knochenmark, bei schweren Leberzellschäden oder nach Bluttransfusionen auf.

Weitaus häufiger als ein erhöhter Eisenwert wird ein Mangel des Elementes diagnostiziert. Um eine Eisenmangelanämie nachzuweisen, sollte ein Blutbild veranlasst werden. Zusätzlicher Ferritin-Mangel mit Werten unter 10 bis 15 ug/dl bestätigt oftmals den Verdacht. Mögliche Ursachen für eine derartige Mangelerscheinung können ungenügender Verzehr eisenhaltiger Nahrungsmittel, einseitige Ernährung, starker Blutverlust, chronische Entzündungen, Infekte, Menstruation, Schwangerschaft, Stillen sowie Tumore sein.

Betroffene wirken fahl, haben bisweilen eine gelbliche Hautfarbe. Weitere Symptome äußern sich in Blutarmut, brüchigen Nägeln und Haaren, eingerissenen

Mundwinkel, Nervosität, Kopfschmerzen oder Konzentrationsschwäche.

Schwankungen des Eisenspiegels gehen oftmals auf die Ernährung zurück. Spinat, Brokkoli, Bohnen, Linsen, rotes Fleisch, Haferflocken, Brot etc. sind die wichtigen Eisenlieferanten.

Eisen aus tierischen Produkten wird vom Organismus besser aufgenommen als Eisen aus pflanzlichen Quellen.

Blut ist ein besondrer Saft,
das »Rote« nur das Eisen schafft.

MAGNESIUM

Magnesium ist als Mineralstoff der natürliche Gegenspieler von Kalzium und führt zur Entspannung der Muskulatur. Für den Körper ist es unentbehrlich.

Es spielt eine wichtige Rolle bei der Knochenbildung und Muskelarbeit, aktiviert eine Vielzahl von Enzymen und ist zudem für den Energiestoffwechsel sowie die Herstellung von Eiweißen und Nukleinsäuren verantwortlich. Der Großteil des Magnesiums ist in den Knochen und Körpergeweben eingelagert, nur circa ein Prozent findet sich im Blutplasma.

Um einen guten Einblick in den Mineralstoffwechsel des Körpers zu erhalten, empfiehlt es sich, neben dem Magnesium auch den Kalium- und Kalziumgehalt im Gesamtkörperhaushalt zu bestimmen.

Anlass zur Untersuchung geben meist anhaltende Muskelkrämpfe, Empfindungs- oder Herzrhythmusstörungen. Kontrollen der Magnesiumzufuhr sind angezeigt bei Niereninsuffizienz, künstlicher Ernährung, Verabreichung harntreibender Medikamente und Insulintherapie. So lassen sich erste Anzeichen einer Mangelerscheinung frühzeitig entdecken und ihnen kann schnellstmöglich entgegengewirkt werden.

Im Blut misst der durchschnittliche Magnesiumspiegel was 0,7 bis 1,1 mmol/l entspricht.

Erhöhte Konzentrationen liegen sowohl bei Nierenversagen, diabetischem Koma oder Missbrauch von magnesiumhaltingen Abführmitteln (Bittersalz) als auch bei Hormonstörungen der Nebenschilddrüse (Hyperparathyreodismus), Diabetes insipidus, Einnahme mangesiumhaltiger Medikamente wie Antazida oder bei Verabreichung von entwässernden Medikamenten vor.

Einen Werteabfall findet man bei Magnesiumverlust, beispielsweise verursacht durch einseitige Ernährung, Alkoholmissbrauch, künstlicher oder verminderter Nahrungsaufnahme. Mitunter kann er auch durch eine Schwangerschaft oder Insulintherapie bedingt sein. Behandlungen mit Medikamenten wie Aminoglycosid, Ciclosporin A beeinflussen ihn ebenso wie die übermäßige Sekretion des Nebennierenhormons Aldosteron.

Auf eine optimale Magnesiumversorgung ist insbesondere bei Diabetes mellitus (bessere Insulinempfindlichkeit), Kopfschmerzen (Erniedrigung der Nervenreizschwelle), ADHS (Aufmerksamkeitsdefizitsyndrom: Hyperaktivitätsstörung), Allergien (Symptome werden gemindert) und Diäten zu achten.

Mit der Nahrung sollten täglich 300 bis 400 Milligramm Magnesium aufgenommen werden. Da es in fast allen Lebenmitteln, vor allem in Gemüse, Vollkornprodukten, Hülsenfrüchten, Nüssen und Kartoffeln, vorkommt, kann der Tagesbedarf durch eine ausgewogene Ernährung gedeckt werden.

Zur Therapie empfiehlt sich das Verabreichen von Präparaten mit einer Magnesium-Citrat-Verbindung.

Am besten lassen sich bei Muskelkrämpfen,
die Schmerzen mit Magnesium dämpfen.

JOD
(Iod)

Das Spurenelement Jod ist vor allem Bestandteil der Schilddrüsenhormone Trijodthyronin und Thyroxin, die maßgeblich an Wachstum, Zellteilung, Wärmeregulation und anderen Stoffwechselvorgängen im menschlichen Körper beteiligt sind.

Ein Erwachsener nimmt täglich circa 10 bis 20 Milligramm Jod auf, wovon 80 Prozent in der Schilddrüse verbraucht werden.

Fehlt Jod, kommt es in vielen Fälle zu einer Vergrößerung der Schilddrüse (Struma). Früher trat Jodmangel vor allem in Waldregionen Bayerns oder Thüringens auf und führte zur sogenannten Jodmangelstruma (Hypothyreose) mit »großem Kropf«, wie es im Volksmund hieß. Die Schilddrüse war unterversorgt und hatte sich knotig verwandelt. Eine Operation war unabdingbar. Seitdem Speisesalz jodiert wird, ist eher eine Autoimmunerkrankung der Schilddrüse (Typ Hashimoto) anzutreffen.

In der Medizin verwendet man Jod als Desinfektionsmittel, Schilddrüsenmedikament und Röntgenkontrastmittel. Als Nahrungsergänzung wird es in Form von Kaliumjodat oder Kaliumjodid Speisesalzen zugesetzt, zudem kommt es vor allem in Seefischen, Meeresfrüchten und Milchprodukten vor.

Jod, das nicht von der Schilddrüse verbraucht wird, erscheint zu 90 Prozent wieder im Urin.

Nimmt Jod in der Nahrung ab,
macht der ganze Körper schlapp.

PHOSPHOR
(Phosphat)

Zwei wesentliche Aufgaben übernimmt der Mineralstoff Phosphor in unserem Körper. Zum einen ist er in Form von Phosphat Bestandteil der Knochen und gemeinsam mit Kalzium für deren Aufbau verantwortlich, zum anderen stellt er als Adenosintriphosphat die Energie im Körper bereit.

Störungen im Kalziumstoffwechsel gehen stets mit Phosphatveränderungen einher, so bei Knochenerkrankungen, chronischen Nierenleiden, Harnsteinen, schweren Verdauungsstörungen, Paraschilddrüsenstörung nach Schilddrüsenoperationen oder infolge von Alkoholmissbrauch,

Die Normwerte von 0,84 bis 1,45 mmol/l im Blut bzw. von 23 bis 40 mmol/24 h im Sammelurin weichen in diesen Fällen ab. Erhöhte Werte finden sich bei chronischem Nierenversagen, verminderter Funktion der Nebenschilddrüsen (Hyperparathyreoidismus) oder Epithelkörperchen (Hypoparathyreodismus).

Unter der Norm liegende Werte sind bei Vitamin-D-Mangel-Rachitis, Verdauungsstörungen, Alkoholismus, schweren Verbrennungen und bei einer Überfunktion der Nebenschilddrüsen zu messen.

Die Phosphatwerte können ebenfalls durch Leistungssport, Bodybuilding sowie bei Behandlung mit aluminiumhaltigen Medikamenten (Antazida) sinken. Erhöhte Blutfette und Hämolyse bewirken das Gegenteil.

Stabilität und innre Kraft,
ist das, was Phosphor in uns schafft.

CHROM

Bei Chrom handelt es sich um ein Spurenelement, das der Körper für den Kohlehydrat- und Fettstoffwechsel benötigt. Darüber hinaus ist es wichtig für die Regulierung von Insulin, die Funktion der Schilddrüse und die Produktion körpereigener Eiweiße.

Chrommangel tritt infolge lang andauernder künstlicher Ernährung auf, ebenso bei schlecht eingestelltem Diabetes mellitus (Zuckerkrankheit). Besteht die Ernährung vor allem aus Leber, Käse, Vollkornprodukten, Kakaopulver, schwarzem Tee und Fisch kann diesem jedoch vorgebeugt werden.

Wird der Referenzwert des Chroms zwischen 10 und 75 nmol/l überschritten, ist eine Intoxikation möglich. Es können Schleimhautreizungen der Atemwege, Durchfälle, Geschwürbildungen, Krämpfe und Nierenschäden auftreten.

Mit zunehmendem Alter nimmt der Chromgehalt ab.

Chrom ist ein glänzendes Metall,
Insulin braucht es auf jeden Fall.

KUPFER

Das Spurenelement wird zu 90 Prozent mit der Nahrung aufgenommen und im Blut an Eiweiß gebunden (Coeruloplasmin). Der menschliche Organismus benötigt es zur Blutbildung (Hämocuprin) und zum Aufbau des Bindegewebes. Zudem gewährleistet es die Funktionstüchtigkeit des zentralen Nervensystems und ist Bestandteil von Enzymen.

Im Blutserum eines Erwachsenen findet sich Kupfer in einer Konzentration von 11,0 und 22,0 umol/l, im

Urin sollte es im Normbereich zwischen 0,16 und 0,94 umol/l/24 h enthalten sein.

Künstliche Ernährung, Nierenschäden, unkontrollierte Verabreichung von Zink und Eisen führen zu niedrigen Kupferwerten. Ebenso typisch ist ein derartiger Mangel für die Wilsonsche Krankheit und das angeborene Menkes-Syndrom.

Dagegen stellt man bei akuten und chronischen Infektionen, entzündlichen Darmerkrankungen, bösartigen Tumoren, Leberschäden und Pankreasinsuffizienz oftmals eine erhöhte Kupferausscheidung ins Blut fest. In der Schwangerschaft und infolge einer Östrogentherapie ist der Spiegel ebenfalls etwas erhöht.

Kupfervergiftungen sind hingegen nicht bekannt. Zeigt sich ein wesentlich erhöhter Kupferwert, beschleunigt Penicillamin die Ausscheidung.

Kupfer wird aus Nahrungsmitteln wie Leber, Austern, Kakaopulver oder Nüssen aufgenommen. Der Bedarf eines Erwachsenen liegt bei 2 Milligramm täglich.

Kupfer ist im Körper rar,
die Nahrung bringt's in Spuren dar.

LITHIUM

In den letzten Jahren gilt Lithium zunehmend als lebensnotwendiger Bestandteil der Nahrung.

Es wird vorwiegend in Form von Salz, zum Beispiel Lithiumacetat, aus pflanzlicher Nahrung und Trinkwasser aufgenommen. Über seinen Nutzen für den menschlichen Körper ist bislang wenig bekannt. Es wird lediglich vermutet, dass es in der Lage ist, das Blutcholesterin zu senken und damit das Riskio von Herzerkrankungen zu mindern.

Japanische Forscher führen die Langlebigkeit einiger ihrer Bewohner auf den höheren Gehalt an Lithium im Leitungswasser zurück. Jenaer Ernährungswissenschafler haben Derartiges bislang nur im Tierexperiment an Würmern bestätigen können.

Lithium wird als Langzeitmedikament bei depressiven und bipolaren Störungen (manisch-depressive Zustände) in einem therapeutischen Bereich von 0,6 bis 1,2 mmol/l verabreicht. Der Körper scheidet es innerhalb von 14 bis 33 Stunden aus. Bei höheren Konzentrationen treten Vergiftungserscheinungen begleitet von Muskelzuckungen, Ataxie oder Schläfrigkeit ein. Ein Werten von über 3,0 mmol/l kann zu komatösen Zuständen mit Todesfolge führen.

Lithium wird noch diskutiert,
ob's zum längeren Leben führt.

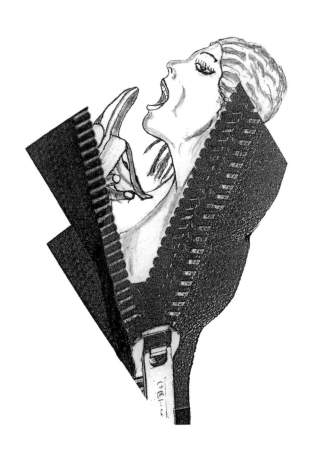

3. Lebensnotwendige Nährstoffe

3.2 Vitamine – Lebensgeister des Stoffwechsels

VITAMINE

Im Jahre 1912 isolierte der polnische Biochemiker Casimir Funk aus Reiskleie eine stickstoffhaltige organische Verbindung, die gegen Beriberi (Thiamin-Mangelerkrankung mit Nervenstörungen) wirksam eingesetzt werden konnte. Er nannte diesen Stoff Vitamin. Die Bezeichnung geht auf lateinisch *vita* (Leben) und *amin*, was auf die chemische Struktur (organische Stickstoffverbindung) hinweist, zurück.

In den Folgejahren wurden viele Stoffe mit ähnlichen Eigenschaften entdeckt: lebensnotwendige Aminosäuren, die der Körper nicht ausreichend bilden kann und die deshalb mit der Nahrung zugeführt werden müssen. Während die Aminosäuren, die der menschliche Organismus selbst hervorbringt, vor allem Enzymfunktionen beeinflussen, sind die übrigen an der Umwandlung der Nahrung in Energie, am Aufbau von Körpergewebe, am Immunsystem, an der Entgiftung des Körpers und der Bildung von Hormonen beteiligt.

Der menschliche Körper benötigt Vitamine in geringen Mengen. Produziert werden sie in Pflanzen und Mikroorganismen. Einige nimmt der Organismus als Vitaminvorstufen (Provitamine) auf. Sie entfalten erst nach der Aufnahme ihre volle Wirkung, so die Vitamine A und D.

Man unterscheidet fettlösliche (Vitamin A, D, E, K) und wasserlösliche Vitamine (C und alle B-Vitamine).

Die fettlöslichen können im Gegensatz zu den wasserlöslichen allesamt im Organismus gespeichert werden, die meisten davon in Geweben wie der Zellmembran oder Organen wie der Leber.

Wenngleich diese Vorratsspeicherung große Vorteile besitzt, birgt sie die Gefahr eines gesundheitsschädlichen Überschusses. Die fettlöslichen Vitamine können nicht so leicht ausgeschieden werden wie ihre wasserlöslichen Gegenspieler, die in allen wasserhaltigen Bereichen im

Körper, zum Beispiel im Blut oder in den Zellzwischenräumen, enthalten sind und bei Überangebot umgehend abgesondert werden.

Unter- oder einseitige Ernährung sowie Resorptionsstörungen, wie sie bei Darmerkrankungen infolge langer Antibiotikagabe auftreten können, sind Ursache von Vitaminmangelerscheinungen (Hypo- und Avitaminosen). Die jeweiligen Erscheinungen gehen bei Vitamingabe zurück.

Bei Leberschäden, Alkoholkrankheit, sowie in der Schwangerschaft und Stillperiode ist der Vitaminbedarf erhöht.

Unter normalen Ernährungsbedingungen wird der Tagesbedarf an Vitaminen zumeist ausreichend gedeckt.

> *Nichts Bessres wohl dem Körper diene*
> *als Vitamine, Vitamine.*

VITAMIN-ANTAGONISTEN

Vitamin-Antagonisten bzw. Antivitamine sind die Gegenspieler von Vitaminwirkungen. Es handelt sich um chemische Verbindungen, die strukturelle Ähnlichkeiten mit den Vitaminen besitzen, an deren Stelle treten, ohne aber die gleiche Enzymtätigkeit zu erreichen. Dadurch kann es zu einer Fehlsteuerung der Stoffwechselprozesse kommen. Diese Gefahr besteht jedoch nur bei massiver Fehl- oder extrem einseitiger Ernährung.

Vitamin-K-Antagonisten beispielsweise wirken als Gerinnungshemmer, dabei werden Phyllochinone von Cumarinderivaten als Vitamin-Antagonisten verdrängt, was zu einer verminderten Synthese der Gerinnungsfaktoren und schließlich zur Verlängerung der Gerinnungszeiten des Blutes führt. Dieser Vorgang wird therapeutisch bei

Thrombosen oder zur Infarktprophylaxe genutzt (Cuma-rinderivate).

Manchmal können Antagonisten
dem Menschen therapeutisch nützen.

Vitamin A

Vitamin A gehört zu den fettlöslichen Vitaminen. Es wird aus tierischen Lebensmitteln als Retinol, aus pflanzlichen in seiner Vorstufe als Carotinoide (z.B. Betacarotin Provitamin A) aus gelborangenem Gemüse und Obst aufgenommen. Es bildet zusammen mit dem Protein Opsin das Sehpigment Rhodopsin, das eine wesentliche Rolle beim Sehvorgang spielt. Darüber hinaus fördert Vitamin A das gesunde Zellwachstum, die Bildung von Haut und Schleimhäuten, das Knochen- und Knorpelwachstum, den Stoffwechsel in den Organen, die Fortpflanzung sowie die Immunabwehr.

Der tägliche Bedarf beträgt für Erwachsene etwa 0,8 bis 1 Milligramm und kann im Blutserum kontrolliert werden. Die Normwerte liegen dort zwischen 1,05 und 2,8 µmol/l.

Da Vitamin A ein Speichervitamin ist, kann es zu einer Überversorgung des Körpers kommen, einhergehend mit Schmerzen, Schwindel und Erbrechen, chronischen Schwellungen der Knochen (Periost), Haarausfall, Blutungen (Hämorrhagien) oder Reizbarkeit. Selbst Fruchtschäden sind bei Schwangeren schon beschrieben worden.

Nachtblindheit mit oder ohne Haut- und Schleimhautveränderungen sowie Wachstumsstörungen lassen sich hingegen auf einen Vitamin-A-Mangel zurückführen. Diese verminderten Werte können eine Störung der Fettaufnahme zur Ursache haben, die wiederum durch

Leber-, Bauchspeicheldrüsen-, Galle- und Dünndarmer-krankung bedingt wird. Zugleich beeinflussen Unter- und Fehlernährung, insbesondere fettreduzierte Diäten, chronischer Alkoholismus, Diabetes mellitus und Schild-drüsenfunktionsstörungen sowie die Einnahme der An-tibabypille oder cholesterinsenkender Medikamente den Vitamin-A-Gehalt maßgeblich.

Eine ausgewogene Ernährung, bestehend aus Produk-ten wie Leber, Fisch (Lebertran), Eigelb, Käse, Sahne, Milch, Joghurt und Butter, Karotten, Spinat, Grünkohl, Feldsalat und Tomaten, beugt Mangelerscheinungen vor.

Wer Möhren isst wie ein Kaninchen,
der hat genügend A-Vitaminchen.

VITAMIN-B-KOMPLEX

Hierunter lassen sich acht B-Vitamine zusammenfassen. Sie sind in Wasser löslich und besitzen ähnliche Eigen-schaften. Es handelt sich zumeist um Mischformen, die den Kohlenhydrat-, Fett- und Eiweißstoffwechsel im Körper regulieren und die Blutbildung mit verantworten.

Zum Vitamin-B-Komplex zählen Thiamin (Vitamin B_1), Riboflavin (Vitamin B_2), Nicotinamid (Vitamin B_3), Folsäure (Vitamin B_9 oder Vitamin M), Pantothensäure (Vitamin B_5), Pyridoxin (Vitamin B_6), Biotin (Vitamin B_7 oder Vitamin H) und die Cobolamine (Vitamin B_{12}). Sie finden sich in Leber, Fisch, Eiern, Käse, Milch, Quark, Joghurt, Geflügel, Hefe, Vollkornbrot, Nüssen, Haferflo-cken, Pilzen, Spinat, Linsen, Weizenkeimen, Tomaten, Erdnüssen, Hülsenfrüchten, Brokkoli oder Blumenkohl.

Einen Komplex an Vitaminen
kann die B-Palette voll bedienen.

VITAMIN B1
(Thiamin)

Thiamin ist für den Kohlenhydrat- und Fettstoffwechsel unentbehrlich. Es unterstützt bestimmte Eiweiße (Enzyme) dabei, ihre Aufgaben zu erfüllen. Daher bezeichnet man es auch als Coenzym. Darüber hinaus wirkt das Vitamin B1 an der Energiegewinnung aus der Nahrung mit. Der tägliche Bedarf liegt bei 1,0 bis 1,2 Milligramm. Im Vollblut ist sein Gehalt mit 71 bis 185 nmol/l im Normbereich zu messen.

Thiamin wurde 1912 als erstes Vitamin von Casimir Funk entdeckt, der die sogenannte Beriberi-Krankheit (Thiamin-Mangelkrankheit) bei Plantagen- und Minenarbeitern in Ostasien untersuchte und auf diese stickstoffhaltige organische Verbindung stieß, die half die Symptome der Erkrankung zu lindern.

Thiamin-Mangel äußert sich in Ödemen, peripheren Nervenlähmungen, Herzinsuffizienz sowie Störungen im Gehirn. Akute schwere Herzinsuffizienz kann bei Säuglingen auftreten, deren stillende Mütter Mangelerscheinungen aufweisen (akute Säuglingsberiberi).

Vitamin-B1-Mangel ist zudem bei Alkoholikern, Dialyse- und Intensivpatienten sowie infolge von Gewichtsabnahme, Muskelschwäche oder Lähmungserscheinungen zu beobachten. In der Schwangerschaft und Stillzeit besteht stets ein erhöhter Bedarf an Vitamin B1.

Eine Überdosierung an Thiamin ist sehr selten, nur unkontrollierte Multivitamingabe kann Derartiges auslösen.

Vitamin B1 kommt in nahezu allen pflanzlichen und tierischen Nahrungsmitteln, besonders reichhaltig in Vollkornprodukten, Hefe, Schweinefleisch, Erbsen und Blumenkohl, Tee, Kaffee und Fisch, vor.

Vollkornprodukte liefern Thiamin,
Nerven brauchen dieses Vitamin.

VITAMIN B2
(Riboflavin)

Riboflavin ist ein Vitamin aus dem B-Komplex, das gemeinhin auch als Wachstumsvitamin bezeichnet wird.

Als Baustein von Coenzymen hilft es, Eiweiße, Fette und Kohlenhydrate in Energie umzuwandeln und unterstützt Pyridoxin (Vitamin B6) und Niacin (Vitamin B3).

Es ist hitzebeständig – wird beim Kochen nicht zerstört – aber lichtempfindlich, was bei der Lagerung von Vitamin-B2-Lieferanten beachtet werden sollte.

In Milchprodukten, Fleisch, Fisch, Gemüse und Vollkornprodukten kommt es besonders reichhaltig vor. Der Bedarf eines Erwachsenen liegt bei 1,6 bis 2,0 Milligramm pro Tag, Schwangere und Stillende benötigen eine höhere Zufuhr, Kinder eine geringere. Im Blutserum wird der normale Riboflavingehalt mit 30 bis 40 ug/l angegeben. Ein Überschuss kann vom Körper nicht gespeichert werden.

Eine ausreichende Versorgung mit dem Vitamin B2 ist vor allem bei Diäten, Alkoholmissbrauch, langjähriger Einnahme der Antibabypille, chronischen Erkrankungen wie Diabetes mellitus, Schilddrüsenfunktionsstörungen oder Verdauungsstörungen zu gewährleisten, da in diesen Fällen zumeist ein Mangel an Riboflavin auftritt.

Die Werte können zudem durch UV-Strahlung, Einnahme von Penicillin oder Theophyllin beeinflusst werden, die eine Aufnahme des Vitamins ins Nervensystem behindern. Als Symptome äußern sich Rötungen im Gesicht (Flush), Verdauungsstörungen, Parästhesien und Reflexstörungen, Grauwerden der Haare u.a.

Das Vitamin B2
trägt zum Wachstum bei.

VITAMIN B3
(Nikotinsäureamid, Niacin)

Vitamin B3 ist die veraltete Bezeichnung für Niacin, einen Sammelbegriff für die zu den wasserlöslichen B-Vitaminen gehörenden Substanzen Nikotinsäureamid und Nikotinsäure. Es wird auch als Anti-Pellagra-Vitamin oder Vitamin PP bezeichnet.

Niacin beteiligt sich am Auf- und Abbau von Kohlehydraten, Fettsäuren und Aminosäuren. Es bewirkt Gefäßerweiterungen, steigert die Hautdurchblutung, senkt die Blutfette und vermindert die LDL-Synthese (*low density lipoprotein*, meist mit Senkung von Cholesterin und Triglycerid einhergehend).

Es kommt insbesondere in Nahrungsmitteln wie Leber, Geflügel, Kaffee, Fleisch, Fisch, Hefen, Weizenprodukten, Hülsenfrüchten und Erdnüssen vor. Darüber hinaus ist der menschliche Körper in der Lage, Niacin aus einer Aminosäure, dem Tryptophan, zu gewinnen.

Da Tryptophan kaum in Mais enthalten ist, tritt Niacinmangel vor allem bei Bevölkerungsgruppen auf, die sich überwiegend von Mais ernähren. Des Weiteren leiden Personen an Mangelerscheinungen, deren Niacinbedarf erhöht ist, beispielsweise Schwangere, Stillende, Alkoholiker oder Raucher. Einseitige Ernährung, lang anhaltende Diäten oder Fasten bringen diese ebenfalls mit sich. Darüber hinaus bedingen chronische Erkrankungen des Dünndarm oder der Leber einen erniedrigten Wert.

Als Fettsenker kann Niacin zur Steigerung der Durchblutung beitragen.

Günstig ist das Niacin
zur Senkung des schlechten Cholesterins.

VITAMIN B5
(Pantothensäure)

Pantothensäure zählt zu den hitzeempfindlichen Vitaminen des B-Komplexes und kommt in fast allen tierischen und pflanzlichen Geweben vor.

Sie dient dem Abbau von Kohlenhydraten, Fetten und einiger Aminosäuren und ist an der Bildung der Fettsäuren und des Cholesterins beteiligt. Der Bedarf eines Erwachsenen liegt bei 6 bis 7 Milligramm täglich.

Große Mengen sind in Innereien und Vollkornprodukten enthalten.

Wenngleich ein Vitamin-B5-Mangel deshalb äußerst selten vorkommt, wird er im Zusammenhang mit besonderen Ernährungsgewohnheiten oder Alkoholabhängigkeit vermutet. Auch Diabetiker und Dialysepatienten tendieren zu einer Unterversorgung mit dem Vitamin.

Müdigkeit, Schlaflosigkeit, Depressionen, taube oder schmerzende Muskeln, Immunschwäche und Magenschmerzen können die Folge sein. Eine Depigmentierung der Haare, wie es beim Federkleid von Tieren beobachtet wurde, ist beim Menschen nicht der Fall.

Ein Vitamin für graues Haar,
das klingt gewiss recht sonderbar.

VITAMIN B6
(Pyridoxin)

Vitamin B6 stellt eines der wichtigsten Vitamine der B-Gruppe dar. Unter ihm lassen sich drei Wirkstoffe zusammenfassen: Pyridoxol (Alkohol), Pyridoxal (Aldehyd) und Pyridoxamin (Amin), die im Organismus leicht ineinander umgewandelt werden können. Sie sind als

Coenzyme an einer Vielzahl von Stoffwechselprozessen, insbesondere an der Eiweißbildung, der Immunabwehr und der Blutfarbstoffbildung, sowie der Funktion des Nervensystems beteiligt.

Der tägliche Bedarf liegt zwischen 1,6 und 1,8 Milligramm. Er lässt sich durch Aufnahme folgender Nahrungsmittel decken: Leber, Hefe, Fleisch, Vollkornprodukte, Weizen, Mais, Gemüse (Brokkoli, Grünkohl), Eier und Hülsenfrüchte.

Im Blutplasma werden durchschnittlich über 720 μmol/l nachgewiesen.

Ein Übermaß an Vitamin B6 wurde bislang nicht festgestellt, ein Mangel hingegen in der Schwangerschaft, Stillzeit, bei Einnahme der Antibabypille, Fehlernährung, Alkoholmissbrauch, Dialysen oder Verdauungsstörungen beobachtet. Betroffene leiden unter Haut- und Schleimhautverdickungen, Schlafstörungen oder Krampfanfällen (insbesondere Kinder). Zudem kann sich durch Mangel an Vitamin B6 ein erhöhter Homocystein-Wert einstellen, der als Risikofaktor für koronare Herzerkrankungen gilt.

Ein Mangel an Pyridoxin
deutet auf Fehlernährung hin.

VITAMIN B7
(Vitamin H, Biotin)

Biotin gehört zu den cyclischen Harnstoffderivaten und nimmt als Coenzym von CO_2-übertragenen Enzymen eine zentrale Bedeutung beim Stoffwechsel der Fette, Kohlenhydraten und Eiweiße ein. Die alte Bezeichnung als Vitamin H leitet sich aus seiner Wirkung ab: Biotin beeinflusst ein gesundes Wachstum von Haut und Haaren.

Der Tagesbedarf eines Erwachsenen liegt bei 0,3 Milligramm und kann mithilfe einer ausgewogenen und abwechslungsreichen Ernährung zumeist ausreichend gedeckt werden. Zu den reichhaltigsten Biotinquellen gehören Leber, Nieren, Sojabohnen, Milch, Eier und verschiedene Obst- und Gemüsesorten, wie zum Beispiel Bananen, Spinat oder Tomaten. Walnüsse und Mandeln enthalten ebenfalls großen Menge des Vitamins.

Biotinmangel kann jedoch in der Stillzeit, bei starkem Alkoholkonsum, Rauchern, lang anhaltender Störung der Darmflora (beispielsweise durch Antibiotikagabe) und übermäßigem Verzehr von rohen Eier auftreten. In letzterem Fall ist der Körper nicht in der Lage, das Biotin von im Eiklar enthalten Eiweiß Avidin zu lösen und aufzunehmen. Als Symptome äußern sich Haut- und Schleimhautentzündungen, Haarausfall, Nervenstörungen, ein hoher Cholesterinspiegel, Blutarmut oder Übelkeit.

Mangelerscheinungen können zudem die Folge einer Stoffwechselanomalie, dem angeborenen Mangel des Enzyms Biotinidase, sein. Dieser erblich bedingte Defekt führt bisweilen zu Krampfanfällen, Mangel an Muskelstärke und -spannung (muskulärer Hypotonie), großflächigem Haarausfall (Alopezie), Hörverlust und Störungen des Bewegungsapparates (Ataxie). Eine Diagnose ist bereits bei Neugeborenen möglich, sodass die Symptome durch die Gabe von Biotin abklingen können.

Muskelschwäche und Alopezie
verlangen nach Biotin recht früh.

Vitamin B9
(Folsäure)

Folsäure gilt als ein licht-, hitzeempfindliches und wasserlösliches Vitamin, das vom Körper nicht selbst gebildet werden kann und mit der Nahrung zugeführt werden muss. Sie ist an der Eiweißsynthese, insbesondere der Synthese von DNA (Nukleinsäuresynthese, Zellteilung, Zellneubildung), beteiligt und für die Nerventätigkeit essenziell.

Folsäure kommt vorwiegend in Nahrungsmitteln wie Leber, Blattgemüse und Salaten, Nüssen, Tomaten, Weizenkeimen, Vollkornprodukten sowie Hefe und Milch vor und wird im Dünndarm durch Darmbakterien synthetisiert.

Der Tagesbedarf liegt laut der Deutschen Gesellschaft für Ernährung bei 400 µg. Frauen mit Kinderwunsch wird empfohlen, vor Beginn der Schwangerschaft auf eine ausreichende Folsäurezufuhr achten, um Rückenmarkdefekten beim Ungeborenen vorzubeugen.

Im Blutserum eines Erwachsenen sollte der Gehalt zwischen 4,5 bis 20,6 µmol/l liegen.

Werte oberhalb dieser Norm können Magen-Darm-Beschwerden, psychische Beeinträchtigungen und Schlafstörungen hervorrufen.

Ein Mangel an Folsäure kann durch verschiedene Faktoren bedingt sein, beispielsweise Anämie, Alkoholismus, chronische Lebererkrankungen, Verdauungsstörungen, unregelmäßige bzw. ungenügende Ernährung, Behandlung mit Medikamenten wie Antiepileptika, Antituberkulosemittel und Kontrazeptiva oder Zufuhr von Folsäure-Antagonisten (zum Beispiel Methotrexat).

Das Fehlen von Folsäure erhöht den Homocysteinspiegel und vergrößert das Risiko einer koronaren Herzerkrankung (Herzinfarkt). Hält ein Folsäuremangel längere Zeit an, verringert sich die Antikörperbildung, die körpereigene Abwehr schwindet, es können Glossitis (Entzündung der Mundschleimhaut und Zunge), Resorptionsstörungen infolge einer Reizung der Darmschleimhaut, einhergehend mit Magen-Darm-Erkrankungen, auftreten.

Ohne Folsäure – das ist klar,
wird Eiweiß in den Zellen rar.

VITAMIN B12
(Cobalamin)

Bei Cobalaminen handelt es sich um chemische Verbindungen, die das Spurenelement Cobalt als Zentralatom enthalten. Sie kommen in nahezu allen Lebewesen vor. Ihr wichtigster Vertreter ist das Vitamin B12, das als Coenzym an der Bildung der roten Blutkörperchen, zahlreicher Eiweißstoffe und Nervenhüllen sowie einer Reihe anderer Stoffwechselvorgänge zur Zellbildung beteiligt ist (insbesondere bei der RNA- und DNA-Biosynthese).

Der tägliche Bedarf liegt bei 3 μg für Erwachsene und spiegelt sich bei guter Gesundheit mit 156 bis 672 pmol/l im Blut wider. Eine Resorption des Cobalamin ist beim Menschen nur durch Bindung an den sogenannten Intrinsic-Faktor, der von der Magenschleimhaut gebildet wird, möglich.

Vitamin B12 kommt vor allem in tierischen Nahrungsmitteln wie Fleisch, Leber, Eiern, Fisch, Milch und Milchprodukten vor, in geringen Mengen auch in Sauerkraut und Bier.

Die menschliche Leber ist in der Lage, es in großen Mengen zu speichern. Wird die Zufuhr unterbrochen, machen sich Mangelerscheinungen erst nach langer Zeit bemerkbar.

Ein Mangel kann neben einer rein pflanzlichen Ernährung (vegetarisch, vegan) verschiedene Erkrankungen zur Ursache haben.

Da Cobalamin an der Zellbildung beteiligt ist, beeinträchtigt ein Fehlen primär Gewebe mit hoher Zellteilungsrate, beispielsweise das blutbildende System.

Ein schwerer Mangel kann Blutarmut (perniziöse Anämie) hervorrufen, begleitet von Müdigkeit, Blässe, Gangunsicherheit oder Konzentrationsschwierigkeiten, oder durch Erkrankung oder Entfernung von Teilen des Magens oder Darmes bedingt sein. Des Weiteren können unklare neurologische Symptome oder schmerzhaftes Missempfinden auf erniedrigte Werte hindeuten.

Jede Anämie bedarf deshalb einer Abklärung, insbesondere wenn die wenigen roten Blutkörperchen vergrößert sind und eine erhöhte Menge an Hämoglobin enthalten ist (megaloblastische Anämie).

Vitamin-B12-Armut ruft zudem einen erhöhten Homocystein-Spiegel im Blut hervor und verstärkt das Risiko eines Herzinfarktes. Diäten, Alkoholismus, Mangel an Magensäure, Verdauungsstörungen, Metformin-Behandlung eines Diabetikers Typ 2 beeinflussen den Cobalamingehalt ebenfalls.

Vitamin B12 in Fleisch und Fisch
kommt dem Veganer nicht auf den Tisch.

VITAMIN C
(Ascorbinsäure)

Die Ascorbinsäure ist eine organische Säure, die vielfältige Schutzfunktionen im Körper inne hat und wichtig für den Aufbau von Bindegewebe, Zähnen, Zahnfleisch und Knochen ist. Darüber hinaus unterstützt Vitamin C das

Immunsystem bei der Abwehr von Infekten und schützt den Organismus vor freien Radikalen. Unter anderem hemmt Ascorbinsäure die krebserregenden Nitrosamine und fördert die Eisenaufnahme aus dem Darm.

Gleichzeitig hilft sie dem Nervensystem bei der Umwandlung von Dopamin in Adrenalin, bei der Serotoninsynthese zur Bildung von Glückshormonen und fördert die Wundheilung.

Der tägliche Bedarf ist mit 75 bis 150 Milligramm relativ hoch angesetzt, kann aber durch den Verzehr von Gemüse und Obst, insbesondere von Kiwis, Zitrusfrüchten, schwarzen Johannisbeeren, Sanddornbeeren, Paprika, Spinat, Feldsalat, Chinakohl und Kartoffeln, abgedeckt werden. Damit die Ascorbinsäure nicht durch Hitze und Oxidation zerstört wird, bedarf es einer entsprechenden Lagerung dieser Lebensmittel.

Ein Blutspiegelwert zwischen 34 bis 114 µmol/l garantiert eine optimale Vitamin-C-Versorgung des Körpers.

Starker Vitamin-C-Mangel äußert sich in Bindegewebsschäden, Blutungen in Zahnfleisch und Muskulatur, Zahnausfall, verzörgerter Wundheilung oder Störungen des Knochenwachstum vor allem bei Kindern. Diese Symptome weisen auf Skorbut (Scharbock) hin – bei Säuglingen auch unter dem Namen Möller-Barlow-Syndrom bekannt –, eine Krankheit, die früher auf langen Seereisen auftrat, bei denen den Seeleuten kaum frisches Obst und Gemüse zur Verfügung stand, mit dem sie ihren Vitamin-C-Bedarf hätten decken können. Skorbut ist eine der am längsten bekannten Avitaminosen.

Heute findet man starken Vitamin-C-Mangel nur noch selten, auch wenn gerade im Frühjahr und Winter – in den altbekannten Erkältungsperioden – Leistungsabfall, rasche Ermüdung, Zahnfleischbluten und Infektanfälligkeit darauf hindeuten.

Einseitige Ernährung, extreme Diäten, Alkoholmissbrauch und Verdauungsstörungen bringen einen Mangel an Vitamin C mit sich. Besonders ältere Menschen, Schwangere, Dialysepatienten und Raucher sollten auf eine ausreichende Zufuhr an Ascorbinsäure achten.

Zu hohe Dosen Vitamin C sind unschädlich, da sie in der Regel über die Nieren ausgeschieden werden. Sie können lediglich zu Verdauungsstörungen führen und bei Veranlagung die Bildung von Oxalatsteinen in den Harnwegen fördern.

Vitamin C in ausreichenden Portionen
vertreibt recht wirksam Infektionen.

VITAMIN D
(Calciferole)

Unter Vitamin D sind *die* fettlöslichen Substanzen zusammengefasst, die den Steroiden nahestehen: Ergocalciferol (Vitamin D2) und Colecalciferol (Vitamin D3). Beide kann der Körper unter Einfluss von Sonnenlicht aus dem Provitamin Ergosterol und aus 7-Dehydrosterol bilden. Da das 7-Dehytrosterol auch im Körper aus Cholesterin synthetisiert werden kann, wird Vitamin D mitunter auch als Hormon bezeichnet.

Es reguliert den Kalzium- und Phosphorstoffwechsel, beeinflusst die Muskelfunktion, die Zellteilung, die Insulinsekretion sowie das Immunsystem. Darüber hinaus ist Vitamin D an der Mineralisierung der Knochen beteiligt.

Das aktive Vitamin D3 (Calcitriol) wird zum einem aus dem Cholesterin in der Leber, der Haut (UV-Licht) und den Nieren gebildet, zum anderen über die Nahrung aufgenommen. Es ist vor allem im Lebertran, in fetthaltigem Fisch (Lachs, Hering, Sardine und Thunfisch), im Eigelb, in Milch und Milchprodukten, Fleisch, Pilzen, Margarine und Avocado enthalten.

Der tägliche Bedarf liegt bei Erwachsenen unter 5 µg, bei Säuglingen bei 10 µg. Im Blutserum eines Erwachsenen unter 50 Jahren lässt sich eine Konzentration von 50 bis 250 nmol/l messen, bei über 50-Jährigen wurden 75 bis 175 nmol/l festgestellt.

Erhöhte Werte zeigen sich bei Überdosierung, Sarkoidose und Lymphomen.

Zu niedrige Werte treten bei Erwachsenen vor allem durch Mangel an UV-Licht, Vitamin-D-armer Ernährung sowie bei Verdauungsstörungen auf.

Frühchen sowie Säuglinge, die länger als 6 Monate nur gestillt wurden, können Anzeichen einer Vitamin-D-Rachitis mit schweren Mineralisationsstörungen des Skelettsystems, hervorgerufen durch Kalziummangel, und irreversiblen Deformierungen der Knochen aufweisen.

Bei Erwachsenen äußert sich ein Vitamin-D-Mangel ähnlich, mitunter in Form einer Osteomalazie, einer schmerzhaften Knochenerweichung. Rein vegetarische oder vegane Ernährung kann ebenfalls zu Mangelerscheinungen führen.

Deshalb wird oft eine Rachitisprophylaxe mit Vitamin D3 als Stoßbehandlung (5 Milligramm = 200 000 IE) in Kombination mit Fluorid nötig.

Werden dir die Knochen weich,
nimm Kalzium und D3 zugleich.

VITAMIN E
(Tocopherole)

Vitamin E ist der Überbegriff für die sogenannten Tocopherole, eine Gruppe fettlöslicher Verbindungen, denen der Chromatring (wichtig für die Wirkung der chemischen Gruppe) eigen ist. Diese bestehen aus einem gesättigten und ungesättigten Anteil, sind allesamt hitzebeständig und kommen überwiegend in Pflanzenölen vor.

Vitamin E zählt wie Vitamin A und C zu den natürlichen Antioxidantien, die für den Schutz vor freien Radikalen verantwortlich sind. Es ist an der Eiweißbildung beteiligt, beeinflusst das neuromuskuläre System insbesondere über die Zellmembranen, stärkt das Abwehrsystem und bewahrt die Gefäße vor Ablagerungen.

Vitamin-E-reiche Nahrungsmittel sind unter anderem Nüsse, Vollkornprodukte, Weizenkeime, Gemüse, Milch, Eier und Fisch.

Ein Erwachsener benötigt täglich etwa 12 bis 15 Milligramm. Im Blutserum lassen sich dann 12,0 bis 42,0 umol/l nachweisen.

Erhöhte Werte sind bei einer normalen Ernährung kaum zu erreichen. Sinkt der Spiegel im Blut jedoch unter die Normgrenze, birgt dies insbesondere bei Kindern die Gefahr einer Mukoviszidose oder kann zu Verdauungsstörungen führen.

Vitamin E – die Fette der Pflanzen –
lassen kräftig unsre Muskeln tanzen.

VITAMIN K
(Phyllochinon)

Vitamin K gehört zu den fettlöslichen Vitaminen. Es ist an der Blutgerinnung dahingehend beteiligt, dass es eine Reihe von Gerinnungsfaktoren in der Leber aktiviert. Zudem spielt Vitamin K eine wichtige Rolle für die Knochenbildung und ist vor allem in grünem Gemüse, Kohl, Sauerkraut, in geringem Umfang auch in Obst, Getreide, Milch und Fleisch enthalten.

Der Normwert im Blut liegt bei 50 bis 900 μg/l bei einem Bedarf von 60 bis 80 μg.

Bei der Abklärung von Gerinnungsstörungen sollte stets ein Vitamin-K–Mangel in Betracht gezogen werden, der vor allem bei künstlicher Ernährung über einen längeren Zeitraum, bei Verdauungsstörungen mit verminderter Aufnahme des Vitamins aus dem Darm, bei einem Gallengangsverschluss oder auch bei Störungen der Darmflora nach Antibiotikagabe auftreten kann. Eine Behandlung mit dem Antibiotikum Cephalosporin führt ebenfalls zur Erniedrigung des Vitamin K-Spiegels im Blut.

Eine Überdosierung ist kaum bekannt.

Die Blutgerinnung ist nicht gestört,
weil Vitamin K dazugehört.

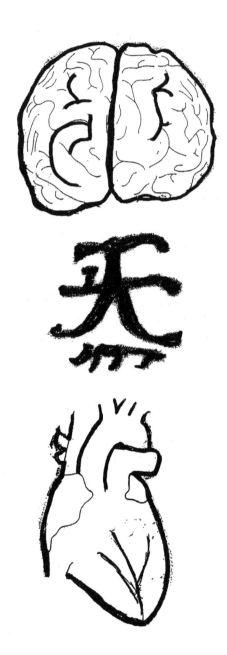

4. Geheimcode Labor

GEHEIMNISVOLLE KÜRZEL

Obwohl der Wald im Dschungel schwindet,
wird inzwischen doch verkündet,
dass ein zweiter Dschungel wächst,
der die ganze Welt vernetzt.

Ein Dschungel ist's aus Sprach' und Schrift,
den rechten Weg, den gibt's hier nicht.
Verfängt man sich bald in Lianen,
Buchstaben lassen Schlimmes ahnen.

Nicht die Sprache ist verschlungen,
nein, es sind die Abkürzungen.
Jeder Ausdruck Punkt und Strich,
was sie heißen, weiß man nicht.

Deshalb wollen wir verkünden,
wie Buchstaben zum Sinne finden.
Und ist es noch so kompliziert,
des Menschen Hirn wird strapaziert.

Doch von diesem Lexikon
schwärmt ein jeder bald davon,
dass es klärt und offenlegt,
was geheimnisvoll gehegt.

Abkürzungen werden Worte finden,
sodass Geheimnisse verschwinden.

Abkürzung	Bezeichnung	Bedeutung
AFP	Alpha-Fetoprotein	Tumormarker bei Leberkrebs, erhöhte Werte bei Leberzellkarzinom und frühen Entwicklungsstörungen bei Kindern
AK	Antikörper	wichtig für Antigen-Antikörper-Reaktion, Immunreaktion
ALAT=(S)GPT	Alaninaminotransferase (Serum-Glutamat-Pyruvat-Transaminase)	Enzym der Speichel- und Bauchspeicheldrüse, das Stärke und Glykogen abbaut
AMY	Amylase	Leberfunktionsprobe erhöht bei Leber- und Gallestau
ANA	Antinukleäre Antikörper	erhöhter ANA-Wert spricht meist für entzündlich rheumatische Erkrankungen
AP	alkalische Phosphatase	zu hohe Werte können ihre Ursache z.B. in Erkrankungen von Leber, Gallenwegen, Knochen und Dünndarm haben
ASAT=(S)GOT	Aspartat-Aminotransferase (Serum-Glutamat-Oxalacetat-Transaminase)	erhöhte Werte infolge von Leber- und Herzmuskelschäden
ASL/ASO	Antistreptolysintiter, bzw. O-Titer	Labormarker, der den Rheumafaktor im Blut misst
AT III	Antithrombin III	an der Blutgerinnung beteiligt

Abkürzung	Bezeichnung	Bedeutung
BGA	Blutgasanalyse	Bestimmung des Sauerstoff-CO_2-Haushaltes
BILI/BILD/BILG	Bilirubin, total und direkt	Gallenfarbstoff
BSG=BSR	Blutkörperchensenkungsgeschwindigkeit = Blutkörperchensenkungsreaktion	Blutuntersuchungsbasis, Eiweißverschiebung gibt Hinweis auf Entzündung oder Tumor
BZ	Blutzucker	Glukosegehalt im Blut
Ca	Calcium, Kalzium	Spurenelement, Knochenaufbau
CA 15 – 3	cancer antigen	Tumormarker für Brustkrebs
CA 19 – 9	Carbohydrate-Antigen	Tumormarker für Gallenwegs- und Pankreaskarzinom
CA 72 – 4	cancer antigen	Tumormarker für Magenkrebs
CA 125	cancer antigen	Tumormarker für Eierstockkrebs
CA 549	cancer antigen	Tumormarker für Brustkrebs
CEA/KEA	Carcinoembryonales Antigen	Tumormarker für Lebermetastasen, Brust- und Darmkrebs
ChE	Cholinesterase	dient dem Nachweis von Leber- und Muskelerkrankungen
Chol	Cholesterin	Blutfette, Lipoptroteine
CK	Kreatinkinase	Herzenzym, Wert wichtig zur Diagnose eines Herzinfarktes

Abkürzung	Bezeichnung	Bedeutung
CK-MB	Kreatinin-Isoenzym	gleiche Enzymwirkung wie CK
Cl	Chlorid	Mineralstoff im Magensaft, Salz der Salzsäure
CRA	Kreatinin	Nieren-Ausscheidungsparamter bei Nierenschädigung, Muskelstoffwechsel
CRP	C-reaktives Protein	wichtiger Entzündungsparamter
CYFRA	Cytokeratin-19-Fragment	Tumormarker bei Lungenkrebs, gibt Hinweis auf nicht kleinzelliges Bronchialkarzinom
D-Dimer	Di-Dimer-Faktor	Blutgerinnungsfaktor, Polymerisation
DIFF	Differentialblutbild	zur Unterscheidung der weißen Blutzellen
DMPS-Test	2,3 Dimercaptopropan-1-Sulfonsäure, Natriumsalz	Schwermetalltest, z.B. zur Bestimmung einer akuten und chronischen Quecksilbervergiftung (Amalgam)
EBV-AK	Ebstein-Barr-Virus-Antikörper	Pfeiffersches Drüsenfieber
EIA	Enzymimmunoassay	Analysemethode zur Bestimmung der Immunreaktion von Viren, Hormonen, Antikörpern, Proteinen
Elpho/Elphor	Elektrophorese, Eiweißelektrophorese	Übersicht der Eiweißverteilung, Verlaufskontrolle
Ery/Ery im Urin	Erythrozyten in Blut und Urin	rote Blutkörperchen, im Urin krankhaft

Abkürzung	Bezeichnung	Bedeutung
Fe	Ferrum, Eisen	Spurenelement, essentiell im Blut
Fib	Fibrinogen	Gerinnungsfaktor des Blutes, Akut-Phase
FOLS	Folsäure im Serum	Vitamin, Nucleinsäuresynthese
FSH	Follikelstimulierendes Hormon	weibliches Zyklushormon
FT3	freies Trijodthyronin	Schilddrüsenhormon, D-Thyroxin
FT4	freies Thyroxin, Tetrajodthyronin	Schilddrüsenhormon, L-Thyroxin
GE	Gesamteiweiß	erfasst alle Eiweiße im Blut
GFR/GFRCKD	Glomeruläre Filtrationsrate	dient der Bestimmung der Nierenfunktion
GGT = Gamma GT	Gamma-Glutamyl-Transpeptidase	Diagnose, Kontrolle von Leberstörungen
GLDH	Glutamat-Dehydrogenase	Enzym der Leber bei Lebererkrankungen
GLUC nü/pp	Glukose nüchtern/ postprandial	Blutzuckerbestimmung nüchtern/nach dem Essen
Glukose	Zuckergehalt im Blut und/oder Urin	Blut- und Urinzucker
GOT = ASAT	Glutamat-Oxalacetat-Transaminase	gibt Auskunft über Leberfunktion und mögliche Leber- und Herzerkrankungen
GPT = ALAT	Glutamat-Pyruvat-Transaminase	Leberfunktion, Leber- oder Gallenstauung
Hast	Harnstoff	Endprodukt des Eiweißabbaus, Nierenerkrankung

Abkürzung	Bezeichnung	Bedeutung
Hb	Hämoglobin	roter Blutfarbstoff
HbA1	Zuckerhämoglobin	Bestimmung des Wertes zur Langzeitkontrolle des Diabetes mellitus
HBDH	Hydroxybutyrat-Dehydrogenase/LDH	Enzym in Herz und roten Blutzellen
HBsAg/Ak	Hepatitis B-Antigen/ Antikörper	Hepatitis B-Virus-Erkrankung
hCG	humanes Choriongonadotropin	Tumormarker für Keimzellenkrebs
hCT	humanes Calcitonin	Tumormarker für Schilddrüsenkrebs
HDL-Chol	high density lipoprotein	»gutes Cholesterin«, schützt die Gefäße
Hk/Hkt/Hct	Hämatokrit	Verhältnis zwischen festen und flüssigen Blutbestandteilen
HLA	humanes Leukozyten-Antigen	genetische Merkmale auf weißen Blutzellen
Hp	Haptoglobin	Protein zum Abbau roter Blutkörperchen
HRS	Harnsäure	Abbau Purinstoffwechsel, Gicht
HSV-1, 2-Ak	Herpesvirus-Typ 1- und -Typ 2-Antikörper	Herpesviruserkrankung, Haut und Schleimhaut betroffen
Ig	Immunglobuline	Antikörper im Blut und Gewebe
IgA-EIA	Enzymimmunoassay A	Enzymimmuntest A, Bestimmung des Immunglobulins A mit Antigenen

Abkürzung	Bezeichnung	Bedeutung
IgG-EIA	Enzymimmunoassay G	Enzymimmuntest G, Bestimmung mit G-Antigenen
IgM-EIA	Enzymimmunoassay M	Enzymimmuntest M, Immunglobulin M, Bestimmung mit M-Antigenen
INR	International Normalized Ratio	normierter Quick-Wert, sicherer Gerinnungstest
K	Kalium	Spurenelement, Elektrolyt, in Nerven- und Muskelzellen
LAP	Leucinaminopeptidase	Enzym des Eiweißstoffwechsels, erhöhter Wert Anzeichen für Gallenstauung
LDH	Laktatdehydrogenase	Verlaufskontrolle eines Herzinfarktes
LDL-Cholesterin	low density Lipoprotein	»Schlechtes Cholesterin«, Arteriosklerose
Leuko	Leukozyten	weiße Blutkörperchen, Unterteilung möglich anhand des Entzündungs- und Infektionsverlaufs
LH	Luteinisierendes Hormon	erhöhte Werte bei Zyklusstörung der Frau, gestörter Samenbildung beim Mann
Lip	Lipase/Pankreaslipase	Enzym der Bauchspeicheldrüse, Anregung zur Fettverdauung
MAK	Makroblast	Vorstufe der Erythrozyten

Abkürzung	Bezeichnung	Bedeutung
MCA	mucin-like cancer-associated antigen	Tumormarker für Brustkrebs
MCH	mean corpuscular haemoglobin	mittleres Zellhämoglobin der roten Blutkörperchen
MCHC	mean corpuscular haemoglobin concentration	Maß für Hämoglobinkonzentration aller roten Blutkörperchen im Blut
MCV	mean corpuscular volume	mittleres Zellvolumen der roten Blutkörperchen
Mg	Magnesium	Spurenelement, Mineralstoff, Magnesiummangel führt u.a. zu Muskelkrämpfen, Herzrhythmusstörungen
Mono	Monozyten	Bestandteil der weißen Blutkörperchen
Na	Natrium	wichtig für Elektrolyt- und Wasserhaushalt
Neutro	neutrophile Granulozyten	Bestandteil der weißen Blutkörperchen
NH_3	Ammoniak	Produkt des Eiweißabbaus, gestörte Ammoniakentgiftung im Körper führt zu Lebererkrankungen
NSE	Neuronenspezifische Enolase	Tumormarker für kleinzelliges Bronchialkarzinom
O_2/pO_2	Sauerstoff/Sauerstoffpartialdruck	Atem- und Stoffwechselregulation
Prot	Proteine	Gesamteiweiß im Blut oder Urin

Abkürzung	Bezeichnung	Bedeutung
PSA	Prostataspezifisches Antigen	Tumormarker, wird bei Verdacht auf Prostataentzündung, Prostatakrebs o. ä. gemessen
PTH	Parathormon	dient der Bestimmung einer Knochenerkrankung
PTT	Partielle Thromboplastinzeit	PTT verlängert bei Blutgerinnungsstörungen
PTZ	Plasmathrombinzeit	Blutgerinnungstest
Quick	Quick-Wert (nach Quick-Arzt)	misst Thromboplastinzeit, Blutgerinnungsüberwachung
RAST-Test	Radio-Allergo-Sorbent-Test	Test zum Nachweis spezifischer IgE-Antikörper bei allergischen Erkrankungen
RDW	red cells distribution width	Parameter des Blutbildes, misst die Streuung der Erythrozyten-Durchmesser
Reti	Retikulozyten	kernhaltige, reifende, rote Blutkörperchen
RF	Rheumafaktoren	Nachweis bei rheumatischen Erkrankungen oder Autoimmunkrankheiten
Rh-Faktor	Rhesusfaktor	Gruppe von Blutgruppenantigenen
SCC	squamons cell carcinoma antigen	Tumormarker für Gebärmutterhalskrebs

Abkürzung	Bezeichnung	Bedeutung
Se	Selen	Spurenelement, wichtig für Knochen, Zähne, Gehirn
SP	saure Phosphatase	wird bestimmt bei Knochenmarkerkrankungen und Prostatakrebs-Verdacht
T3	Trijodthyronin	Schilddrüsenhormon
T4	Thyroxin	Schilddrüsenhormon
TG	Thyreoglobulin	Schilddrüsenhormon, Tumormarker
THRO/PLT	Thrombozyten (platelets)	Blutplättchen für Blutgerinnung
TPA	tissue polypeptid antigen	Tumormarker für Harnblase
TPZ	Thromboplastinzeit, Quick-Wert	Gerinnungszeit, Überwachung mithilfe des Quick-Wertes
TRH	Thyreotropin Releasing Hormon	gibt Hinweis auf Schilddrüsenfunktionsstörung
TSH/TSHB	Thyreoidea stimulierendes Hormon, B steht für Basalwert	Über- und Unterfunktion der Schild- drüse
Zn	Zink	Spurenelement, wichtig für Insulinproduktion, Enzymbestandteil

5. LITERATUR

Beckers Abkürzungslexikon medizinischer Begriffe (einschließlich Randgebiete). 4. Auflage, Köln: Verlag Arzt und Information 2000.

Deutsch, E., Geyer, G., Wenger, R.: *Laboratoriumsdiagnostik.* 3. Auflage, Ulm: Franz Spiegel Buch GmbH 1992.

Einer, G., Nacke, J., Reichelt, D.: *Referenzbereiche.* Dresden: SI Systeme International d'Unites 1983.

Faber, S., Marzi, Ch., Meyer, E.-A.: *Richtig selbst behandeln. Das TRIAS-Handbuch.* TRIAS-Verlag 2004.

Joas, A.: *Blutwerte.* München: Verlagsgruppe Random House GmbH 2008.

Liebmann-Smith, J., Nardi Egan, J.: *Das große Buch der Körpersignale.* München: Wilhelm Heyne Verlag 2008.

Müller-Schubert, A. [u. a.]: *Das große Gesundheitsbuch.* Augsburg: Weltbild Verlagsgruppe GmbH, Südwest-Verlag 2006.

Pschyrembel Klinisches Wörterbuch. 25. Auflage, Berlin, New York: Walther de Gruyter 1994.

Reichl, F.-X.: *Taschenbuch der Toxikologie.* 2. Auflage, Hamburg: Nicol Verlagsgesellschaft 2008.

Schaenzler, N., Bieger, W. P.: *Laborwerte. Der große GU-Kompass.* 7. Auflage, Frankfurt/Main: TH-Books Verlagsgesellschaft 2008.

Schottdorf-Timm, C., Maier, V.: *Laborwerte. GU-Kompass.* 1. Auflage, München: Gräfe und Unzer, Ganske Verlagsgruppe 2008.

Thomas, L.: *Labor und Diagnose. Indikation und Bewertung von Laborbefunden für die medizinische Diagnostik.* 7. Auflage, Frankfurt/Main: TH-Books Verlagsgesellschaft 2008.

6. SACHREGISTER

A

B

I

J

K

L

142, 152
Nikotinsäureamid 134
Nitrit 76, 92, 94, 95
Nüchternblutzucker 62

O

Organe 14, 21, 33, 45, 53, 60, 65, 66, 72, 109, 118
Organismus 19, 21, 23, 31, 32, 45, 56, 98, 109, 112, 117, 119, 123, 128, 135, 141
Osmolalität 86, 87
Ösophagitis 36

P

Pankreas 21, 39, 60, 124, 151
Pantothensäure 131, 135
Parkinsonsche Krankheit 21, 84
Peritonealdialyse 79
Phosphatasen 60
Phosphor 14, 106, 122
pH-Wert 14, 17, 20, 46, 47, 60, 76, 77, 85, 86, 107, 111
Plasma 17, 19, 86
Plasmin 28
Polyurie 84, 87
Prostatakrebs 157, 158
Proteine 20, 23, 29, 156
Proteinurie 76, 92, 97, 103
Pyridoxin 131, 133, 135, 136

Q

Quick-Wert 26, 155, 157, 158

WEITERE TITEL
VON WERNER SCHUNK

Werner Schunk

Der Professor verschreibt:

3 x täglich herzhaft lachen

ISBN 978-3-934141-05-6
Verlag Neue Literatur 2000
4. Auflage 2006
80 Seiten
gebunden, illustriert
Format 122 x 199 mm
Ladenpreis 7,90 EUR

*» … ein vergnügliches
Bändchen«*
(Gothaer Wochenblatt)

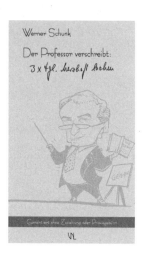

Der Arbeitsmediziners Dr. H. lehnt den Zusammenhang zwischen Beruf und Krankheit als unbegründet ab: »Wie sich der Beruf auf die Gesundheit auswirkt, zeigt sich daran, daß kürzlich ein Milchautofahrer an einer Alkoholvergiftung gestorben ist.«

MR Prof. Dr. med. habil. Werner Schunk, Jahrgang 1938, war viele Jahre Direktor des Institutes für Arbeitsmedizin an der Medizinischen Akademie Erfurt. Heute führt er eine eigene Praxis in Gotha.

Werner Schunk

Die heitere Visite

Medizynische Sticheleien

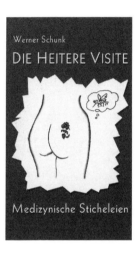

ISBN 978-3-934141-20-9
Verlag Neue Literatur 2001
3. Auflage 2004
88 Seiten
gebunden, illustriert
Format 122 x 199 mm
Ladenpreis 7,90 EUR

» … wer da nicht lacht, ist selber schuld«
(Thüringer Allgemeine)

Der zweite Schunk: ein Band zum Schmunzeln, der diesmal aber nicht nur Medizin und Mediziner auf die Schippe nimmt, sondern der auch die alltäglichen Begebenheiten in Studium, Urlaub, Ehe und Mode mit Augenzwinkern und spitzer Zunge in Reimform bringt!

WERNER SCHUNK

Julias Schrei nach Liebe

Erzählung

ISBN 978-3-934141-44-5
Verlag Neue Literatur 2002
68 Seiten
kartoniert
Format 122 x 199 mm
Ladenpreis 7,90 EUR

*» ... sehr einfühlsam und
lebensnah«*

(Hallo Gotha)

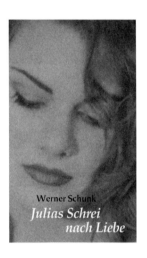

Lieblosigkeit, Unverständnis, Einsamkeit. Das Leben von Julia ist davon geprägt. Wann immer sie meint, ihr Glück gefunden zu haben, wird dieses jäh zerstört. In ihrer verzweifelten Suche nach Zuneigung, Wärme und Geborgenheit lässt sie sich mit den falschen Menschen ein und gerät auf die schiefe Bahn – Alkohol, Drogen, Prostitution. Erst ein einschneidendes Erlebnis gibt ihr die Chance, noch einmal neu anzufangen, doch dann droht die Vergangenheit sie einzuholen ...

In seinem dritten Buch schildert Werner Schunk einfühlsam und lebensnah das Leben einer Teenagerin auf dem Weg zur Frau.

Werner Schunk

Vergnügliche Zwischenfälle in der Sprechstunde

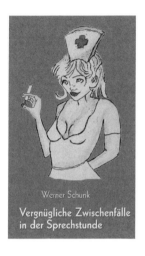

ISBN 978-3-934141-67-4
Verlag Neue Literatur 2003
2. Auflage 2004
96 Seiten
gebunden, illustriert
Format 122 x 199 mm
Ladenpreis 7,90 EUR

»… einer der fröhlichsten Ärzte der Welt«
(Thüringer Allgemeine)
»… verbindet auf amüsante Art Philosophisches, Gesellschaftskritik und sanften Spott«
(PTA heute)

Reiz der Ehe

Gibt's das noch, oh Gott bewahre,
25 Ehejahre?
Täglich reden, streiten, lachen,
alles nur gemeinsam machen?
»Kann ein solches Eheleben
beiden denn noch Reize geben?«,
fragt ein Freund, der das nicht kennt,
weil er lange schon getrennt.
»Was reizt dich denn an deiner Frau,
bitte, sag es mir genau?!«
»Ja, ich sag es dir sofort:
reizen tut mich jedes Wort!«

WERNER SCHUNK

Spritzige Mixturen aus der Arztpraxis

ISBN 978-3-938157-09-1
Verlag Neue Literatur 2004
92 Seiten
gebunden, illustriert
Format 122 x 199 mm
Ladenpreis 9,90 EUR

*»Auf den knapp 90 Seiten
finden sich Rezepte für fast
alle Lebenslagen.«
(TLZ Gotha)*

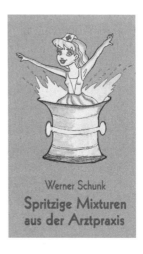

Werner Schunk
Spritzige Mixturen
aus der Arztpraxis

Der Gothaer Medizinprofessor Werner Schunk veröf-
fentlicht sein fünftes Buch »Spritzige Mixturen aus der
Arztpraxis«. Wie schon in seinen vorhergehenden Büchern
fasst er auch in seinem neuesten Werk kleine Geschichten
aus der Praxis, den Vorlesungen, der Welt der Wissenschaft
und von seinen Reisen auf humorvolle Weise in Verse.

WERNER SCHUNK

Reisen – Wunder und Katastrophen
Der Professor als Weltenbummler

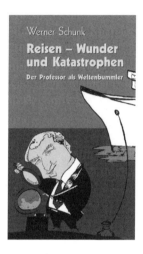

ISBN 978-3-938157-39-8
Verlag Neue Literatur 2006
96 Seiten
gebunden, illustriert
Format 122 x 199 mm
Ladenpreis 11,90 EUR

» ... allerlei Kurioses mit garantierter Lachmuskel-gymnastik«
(Allgemeiner Anzeiger Gotha)

Spritzig und pointenreich gibt sich auch der neueste Band der beliebten Schunk-Reihe. Allerlei Kurioses begegnet dem Medizinprofessor an den Stationen seiner Welten-bummelei. Mit Schunkschem Augenzwinkern vermittelt er dem mitteleuropäischen Leser die Komik ihm unbe-kannter exotischer Gepflogenheiten. Die richtige Kost für Fernwehgeplagte und – nicht verschreibungspflichtig!

Werner Schunk

Der fröhliche Hausarzt

ISBN 978-3-938157-68-8
Verlag Neue Literatur 2008
112 Seiten
gebunden, illustriert
Format 122 x 199 mm
Ladenpreis 12,90 EUR

»Wer Schunks Gedichte liest, hat eine gute Zeit.«
(Thüringer Allgemeine)

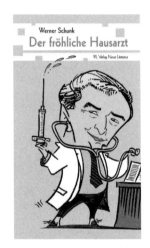

Humor ist, wenn man trotzdem lacht. Sogar beim Arztbesuch. Werner Schunk operiert gewohnt witzig und charmant und nimmt neben Ärzten und Patienten auch ganz Alltägliches aufs Korn.

Dabei bekommt der Reiche, der vom vielen Urlaub Depressionen hat, ebenso sein Fett weg wie die Dame, die sich mithilfe der Schönheitschirurgie zum Kunstwerk stilisiert hat.

Erotische Zwischentöne sorgen für pikante Würze. Es setzt Seitenhiebe auf Politik und Bürokratie, ohne dass der Pessimismus die Oberhand gewinnt.

Werner Schunks heitere Stimmung ist ungebrochen und glücklicherweise absolut ansteckend.

WERNER SCHUNK

Selbst ist der Arzt

Hören Sie auf Ihre Körpersignale!

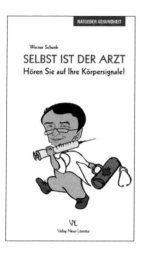

ISBN 978-3-938157-89-3
Verlag Neue Literatur 2009
3., überarbeite Auflage 2010
272 Seiten
gebunden, illustriert
Format 122 x 199 mm
Ladenpreis 14,90 EUR

*»Wörterbuch für
Signalsprache«
(Frankfurter Rundschau)*

Erkennen Sie, wann Ihr Körper Signale aussendet?
Wissen Sie, dass geschwollene Lippen Ausdruck einer
Nahrungsmittelallergie sein können? Dass Herpes von einer Magen-Darm-Störung herrühren kann? Dass gerötete
Handflächen einen Vitamin-B-Mangel anzeigen können?

Dieser Ratgeber hilft Ihnen, Symptome richtig zu deuten.
Hypochonder werden über die Harmlosigkeit ihrer zahllosen Wehwehchen aufgeklärt – Arzt-Phobiker erfahren,
wann der Praxisbesuch unerlässlich ist.

Medizinalrat Prof. Dr. med. habil. Werner Schunk bespricht in »Selbst ist der Arzt« Symptome und Krankheiten und erläutert sie in einer sinnvollen Mischung aus
Fachtermini und Alltagssprache. Man erfährt, in welchen
Fällen ein Spezialist gefragt ist und wann es auch »Großmutters Rat« tut.